Jörg Hohmann
Der Gemeinschaftspraxisvertrag für Ärzte Teil 2

Frankfurter Musterverträge

Herausgegeben von
Prof. Dr. jur. Thomas Schlegel

Der Gemeinschaftspraxisvertrag für Ärzte Teil 2

Der Einstieg des „Juniorarztes" in die Gemeinschaftspraxis

Mit umfangreichen rechtlichen und steuerlichen Erläuterungen

von

Jörg Hohmann

2., aktualisierte Auflage

C.F. Müller
MedizinRecht.de

Bibliografische Informationen Der Deutschen Nationalbibliothek

Die Deutsche Nationalbibliothek verzeichnet diese Publikation in der deutschen Nationalbibliographie; detaillierte biografische Daten sind im Internet über <http://dnb.d-nb.de> abrufbar.

ISBN 978-3-8114-3325-0

© 2008 C.F. Müller, Verlagsgruppe Hüthig Jehle Rehm GmbH, Heidelberg, München, Landsberg, Berlin und MedizinRecht.de Verlag, Frankfurt/Main

Jede Verwertung außerhalb der engen Grenzen des Urheberrechtsgesetzes ist ohne Zustimmung des Verlages unzulässig und strafbar. Dies gilt insbesondere für Vervielfältigungen, Übersetzungen, Mikroverfilmungen und die Einspeicherung und Bearbeitung in elektronischen Systemen.

www.cfmueller-verlag.de
www.medizinrecht.de
E-Mail: kundenservice@hjr-verlag.de

Satz: preXtension GbR, Grafrath
Druck und Bindung: Kessler Druck + Medien, Bobingen

Printed in Germany

Vorwort des Herausgebers

Mit den Frankfurter Musterverträgen wird eine Hilfestellung zur rechtlichen und steuerlichen Gestaltung bestimmter Lebenssituationen eines Arztes in privater sowie beruflicher Hinsicht gegeben. Die Reihe ist als Ratgeber und Nachschlagewerk, sowie als Mustervorlage dienlich, um sich an Lösungskonstellationen zu orientieren, die für die eigene Lebenssituation adaptierbar sind. Die umfangreichen rechtlichen und steuerlichen Erläuterungen sorgen für einen zeit- und kostensparenden Einstieg in das Beratergespräch und sensibilisieren zu konkreten rechtlichen und steuerlichen Problemen. Es sei darauf hingewiesen, dass die Musterverträge ein Beratungsgespräch mit einem spezialisierten Anwalt und Steuerberater nicht ersetzen können – auch können der Herausgeber sowie die Autoren für die Anwendung der Musterverträge und deren Konsequenzen in Einzelfällen keine Haftung übernehmen. Die Autoren sind als Rechtsanwälte und Steuerberater im Gesundheitswesen spezialisiert und verfügen über ein hohes Maß an praktischer Erfahrung in der Beratung und Umsetzung von Gestaltungsmöglichkeiten.

Die Schriftenreihe lebt von der Innovation und dem Gestaltungswillen aller Beteiligten im Gesundheitswesen. Aus diesem Grunde fordere ich jeden Leser dazu auf, Erfahrungen und Anregungen an den Verlag heranzutragen, um aktuelle und hochwertige Lösungshilfen entwickeln und fortführen zu können.

Dieses Werk erscheint aufgrund seines Ersterfolges in der 2. Auflage und berücksichtigt die Neuerungen aus dem Vertragsarztrechtsänderungsgesetz (VÄndG), welches zum 01.01.2007 in Kraft getreten ist. In diesem Werk wird die Gründung einer Gemeinschaftspraxis zwischen einem „Juniorarzt" und einem Praxisinhaber dargestellt. Auf die Darstellung eines Einstiegs in eine bestehende Gemeinschaftspraxis (sog. „Anteilserwerb") ist bewusst verzichtet worden, da diese komplexen Regelungen höchst individuell an die Gegebenheiten der Gemeinschaftspraxis angepasst werden müssen und ein Vertragsmuster unnötige Fehlerquellen und Irritationen hervorrufen kann. Neben dem Vertrag zur Gründung einer Berufsausübungsgemeinschaft ist eine Schiedsvereinbarung sowie ein Muster eines Gesellschafterbeschlusses enthalten.

Frankfurt, im November 2007

Prof. Dr. jur. Thomas Schlegel
Rechtsanwalt

Inhaltsverzeichnis

Vorwort des Herausgebers V

A Einführung 1
  I   Der Einstieg des Juniorpartners 1
  II   Gesellschaftsrechtliche Kooperationsmöglichkeiten 2
      1   Gemeinschaftspraxis 2
      2   Praxisgemeinschaft 3
      3   Apparate- und Laborgemeinschaft 4
      4   Leistungserbringergesellschaft 5
      5   Freiberufler-GmbH 5
      6   Medizinisches Versorgungszentrum (MVZ) ... 6
      7   Partnerschaftsgesellschaft 7
      8   Zusammenfassung 8
  III Allgemeine Regelungen bei Gemeinschaftspraxen . 8
  IV   Scheinselbständigkeit 9
      1   Scheinselbständigkeit vermeiden 9
      2   Folgen einer unechten Gemeinschaftspraxis ... 10
      3   Abgrenzung Gesellschafter – Angestellter 13
  V   Nullkapitalbeteiligung 15
  VI   Exkurs: Übergabe einer Einzelpraxis an den Junior 18
      1   Gesamtverkauf mit Anstellungsvertrag 19
      2   Verkauf gegen Rente 19
      3   Nutzung der „Fünftelungsregelung" 20
      4   Übergangsgemeinschaftspraxis 20
      5   Buchwerteinbringung 21
      6   Regelungen zur Beteiligung am Gesellschaftsvermögen 24

| | 7 | Gewinn- und Verlustbeteiligung | 25 |

B Vertragsmuster ... 27
Muster I Vertrag zur Gründung einer Gemeinschafts-
praxis (Berufsausübungsgemeinschaft) 29
Muster II Schiedsgerichtsvereinbarung 51
Muster III Gesellschafterbeschluss 55

C Erläuterungen 57

Literatur 97

Autor 98

A Einführung

I Der Einstieg des Juniorpartners

Die Aufnahme eines „Juniorarztes" in eine bestehende Einzel- oder Gemeinschaftspraxis beruht auf unterschiedlichen Motiven. Aus Sicht des Seniors sind zumeist die Arbeitsentlastung und das Kennenlernen eines möglichen späteren Übernahmekandidaten ohne Eingehung einer anfangs zu festen Bindung entscheidend.

Dem Junior geht es eher darum, eine gut eingeführte Praxis kennen zu lernen, um das Risiko einer möglichen späteren Übernahme herauszufinden. Ohne Kapitalbeteiligung ist das wirtschaftliche Risiko gering, er kann gefahrlos auf eine mögliche Übernahme zuarbeiten.

Nach den neuen Regelungen des Vertragsarztrechts-Änderungsgesetzes kann eine Nachbesetzung des Vertragsarztsitzes auch durch einen angestellten Arzt unter Beibehaltung des bisherigen Budgets erfolgen. Diese Regelungen wird in einigen Fällen dazu führen, dass von den kooperierenden Ärzten die Anstellungsvariante anstelle der Begründung eines echten Gesellschaftsverhältnisses mit Problemen bei der Abgrenzung zur Scheinselbständigkeit vorgezogen wird.

Denkbar sind auch Konstellationen, in denen der oder die Praxisinhaber alle notwendigen Investitionen bereits getätigt haben (also kein Kapital benötigen), die Praxis ein hohes Abschreibungsvolumen aufweist und nunmehr kosteneffizient und ohne übermäßige zeitliche Belastung verdient werden soll. Diese Möglichkeit kann Ärzten entgegenkommen, die Ihre Lebensplanung noch offen halten oder sich aufgrund momentaner anderweitiger Verpflichtungen (z. B. Familie) nur in begrenztem Umfang einbringen wollen.

A Einführung

Im Folgenden werden zunächst die unterschiedlichen gesellschaftsrechtlichen Gestaltungsmöglichkeiten einer Kooperation dargelegt, anschließend die konkreten Umsetzungsmöglichkeiten im Rahmen einer Gemeinschaftspraxis aufgezeigt.

II Gesellschaftsrechtliche Kooperationsmöglichkeiten

Die Tendenz zur Zusammenarbeit im Heilberufssektor hat sich in den letzten Jahren verstärkt. Dies ist häufig durch den Zwang zur Kostenoptimierung begründet. Im kassenärztlichen Bereich wird es auf absehbare Zeit keine signifikanten Honorarsteigerungen geben. Gleichzeitig führen der medizinische Fortschritt und die zunehmende Bürokratisierung zu Kostensteigerungen. Gewinnzuwächse sind deshalb im kassenärztlichen Bereich nur durch verbesserte Kosteneffizienz erreichbar.

Es gibt viele verschieden Möglichkeiten als Arzt zu kooperieren. Die wichtigsten Modelle werden nachfolgend in einer Übersicht dargestellt.

1 Gemeinschaftspraxis

Die intensivste und gleichzeitig umfassendste Form ärztlicher Kooperationen ist die **Gemeinschaftspraxis**. Das Betreiben einer Gemeinschaftspraxis bedeutet, die ärztliche Tätigkeit gemeinschaftlich auszuüben. Die Kooperationspartner nutzen dabei nicht nur Geräte, Räume und Personal gemeinsam, sondern treten gegenüber den Patienten auch gemeinsam als Vertragspartner auf und rechnen die erbrachten Leistungen gegenüber dem Patienten oder der Kassenärztliche Vereinigung (KV) gemeinschaftlich ab. Entsprechend der Zielsetzung „gemeinsamer Patientenstamm auf gemeinsame Rechnung" fließen die gesamten Einnahmen in einen Topf, aus dem dann die Kosten für den Praxisbetrieb bestritten werden.

Als Gesellschaftsform für die Gemeinschaftspraxis kommt nach derzeitiger Rechtslage die Gesellschaft bürgerlichen Rechts – kurz GbR – oder die Partnerschaftsgesellschaft in Betracht. Andere

II Gesellschaftsrechtliche Kooperationsmöglichkeiten

Rechtsformen sind zwar denkbar, scheiden jedoch aus standesrechtlicher Sicht aus, weil sie dem Status der freiberuflichen und eigenverantwortlichen Tätigkeit des Arztes nicht angemessen Rechnung tragen können. Das Eingehen einer Gemeinschaftspraxis bedarf im Vertragsarztbereich der vorherigen Genehmigung durch den Zulassungsausschuss der Ärzte und Krankenkassen.

Für die Gründung einer Gemeinschaftspraxis gibt es verschiedene Ausgangslagen. So können sich zum Beispiel zwei oder mehrere Ärzte zu Beginn ihrer selbständigen Tätigkeit als gleichberechtigte Partner zur Gründung einer Gemeinschaftspraxis entschließen, um ein besonderes Leistungsspektrum vorzuhalten. Auch kann ein bisher in Einzelpraxis tätiger Arzt oder eine bereits vorhandene Gemeinschaftspraxis einen weiteren Kollegen beispielsweise zur Arbeitsentlastung aufnehmen.

Bei der Gestaltung von Gemeinschaftspraxen darf die Position des eintretenden Juniors nicht zu sehr eingeschränkt werden, da sonst ein verdecktes Arbeitsverhältnisses vorliegen könnten (vgl. Kapitel A. IV, Scheinselbstständigkeit).

2 Praxisgemeinschaft

Von der Gemeinschaftspraxis ist die Praxisgemeinschaft abzugrenzen. Die **Praxisgemeinschaft** ist der Zusammenschluss zweier oder mehrerer Ärzte gleicher oder verschiedener Fachrichtungen zwecks gemeinsamer Nutzung von Praxisräumen, Praxiseinrichtung oder zur gemeinsamen Inanspruchnahme von Personal bei sonst selbstständiger Praxisführung. Sie erfordert im Unterschied zur Gemeinschaftspraxis keinen gemeinsamen Praxissitz.

Wesentliches Merkmal der Praxisgemeinschaft ist dabei, dass Nutzungs- und Zugriffsmöglichkeiten hinsichtlich des Patientenstammes sowie die Abrechnung gegenüber der KV getrennt im Namen des jeweils behandelnden Arztes erfolgen. Verbindliche Elemente sind also (ausschließlich) die gemeinsame Nutzung und daraus folgend eine entsprechende Kostenteilung. Durch die selbstständige Berufsausübung der kooperierenden Ärzte tritt nicht die Praxisgemeinschaft, sondern der einzelne praktizierende Arzt in Rechtsbeziehung zu dem Patienten.

A Einführung

Für die Gesellschaftsform der Praxisgemeinschaft ergeben sich im Vergleich zur Gemeinschaftspraxis vom Grundsatz her keine Abweichungen. Eine BGB-Gesellschaft (GbR) entsteht hier jedoch nur bezüglich der Teilbereiche, in denen eine Kooperation erfolgen soll (Räume, medizinisch-technische Geräte, Personal), wohingegen jene Gebiete der ärztlichen Tätigkeit, die unabhängig von den übrigen Partnern ausgeübt werden (Behandlung, Karteiführung, Abrechnung), nicht als Gegenstand der Gesellschaft zum Tragen kommen. Es wird also nur ein Teil der Praxistätigkeit in die Gemeinschaft integriert, was zur Folge hat, dass die BGB-Gesellschaft neben den selbstständigen Einzelpraxen als eigenständiges Rechtsgebilde existiert. Die Praxisgemeinschaft wird auch „Kostengemeinschaft" genannt, da lediglich die gemeinsame Infrastruktur genutzt wird, hingegen die Patientenstämme getrennt bleiben.

Zu beachten ist, dass die Praxisgemeinschaft keiner besonderen Genehmigung, zum Beispiel der des Zulassungsausschusses, unterliegt. Die Gründung der Praxisgemeinschaft muss der Kassenärztlichen Vereinigung lediglich angezeigt werden. Es empfiehlt sich, eine entsprechende Anzeige auch der zuständigen Ärztekammer zukommen zu lassen.

3 Apparate- und Laborgemeinschaft

Vergleichbar mit dem Kooperationsziel der Praxisgemeinschaft steht auch bei der **Apparate- und Laborgemeinschaft** das Argument gemeinschaftlicher Nutzung und Kostenteilung im Vordergrund. Im Gegensatz zur Praxisgemeinschaft beschränken sich die Gesellschafter von Apparate- und Laborgemeinschaften jedoch ausnahmslos auf die gemeinsame Nutzung insbesondere teurer Großgeräte oder kostenintensiver Laboreinrichtungen in besonderen, von den Praxen der Kooperationspartner getrennten Räumlichkeiten, teilweise mit eigenem Personal.

Apparate- und Laborgemeinschaften, vorwiegend in Form von BGB-Gesellschaften gegründet, treten nicht in Rechtsbeziehung zu den Patienten. Nur der behandelnde Arzt erstellt die Liquidation. Dem Grundsatz nach gelten für die Apparate- und Laborgemeinschaft sowohl hinsichtlich Zulassungsregelungen als auch in Fragen gesellschaftsrechtlicher Natur die gleichen Maßgaben wie für die Praxisgemeinschaft.

4 Leistungserbringergesellschaft

Eine besondere Form der ärztlichen Kooperation stellt die vertragsärztliche **Leistungserbringergesellschaft** dar (§ 15 Abs. 3 Bundesmantelvertrag-Ärzte bzw. § 14 Abs. 2 Ersatzkassen-Vertrag). Danach können sich Vertragsärzte bei gerätebezogenen Untersuchungsleistungen zur gemeinschaftlichen Leistungserbringung mit der Maßgabe zusammenschließen, dass die ärztlichen Untersuchungsleistungen nach fachlicher Weisung durch einen der beteiligten Ärzte persönlich in seiner Praxis oder in einer gemeinsamen Einrichtung durch einen gemeinschaftlich beschäftigen angestellten Arzt nach § 32b Zulassungsverordnung-Ärzte erbracht werden. Die Leistungen sind persönliche Leistungen des jeweils anweisenden Arztes, der an der Leistungsgemeinschaft beteiligt ist. Wenn besondere Qualifikationsvoraussetzungen (Abrechnungsgenehmigungen) vorgeschrieben sind, müssen alle Gemeinschaftspartner oder der jeweils angestellte Arzt, wenn er mit der Ausführung der Untersuchungsmaßnahmen beauftragt ist, die Voraussetzungen erfüllen. Diese Kooperationsform wird zunehmend zum Betrieb teurer Großgeräte angewandt.

5 Freiberufler-GmbH

Mit Urteil vom 25.11.1993 hat der Bundesgerichtshof die **Freiberufler-GmbH** als Organisationsform für die zahnheilkundliche Tätigkeit als zulässig erklärt (I ZR 281/91 = BGHZ 124, 224 ff.). Die in dem Urteil entwickelten Grundsätze sind auch auf eine Ärzte-GmbH anwendbar. Die GmbH konnte bislang keine Zulassung zur vertragsärztlichen Versorgung erhalten und kam nur als Trägergesellschaft zum Beispiel für Praxisräume oder Großgeräte in Frage. Dieses könnte sich mit der Gesundheitsreform 2004 geändert haben, denn nach der Gesetzesbegründung soll jetzt auch eine GmbH als **Medizinisches Versorgungszentrum (MVZ)** an der vertragsärztlichen Versorgung teilnehmen können.

6 Medizinisches Versorgungszentrum (MVZ)

Ein **MVZ** ist eine fachübergreifende ärztlich geleitete Einrichtung, in der im Arztregister eingetragene Ärzte als Angestellte oder Vertragsärzte tätig sind. Es kann als juristische Person (nach der Gesetzesbegründung zum Beispiel als Gesellschaft mit beschränkter Haftung (GmbH) oder Aktiengesellschaft (AG)), in ähnlicher Form (zum Beispiel als Offene Handelsgesellschaft (OHG) oder Kommanditgesellschaft (KG)) oder als Gesellschaft bürgerlichen Rechts (GbR) oder Partnerschaftsgesellschaft (PartG) betrieben werden. Ein MVZ darf von sämtlichen im SGB V aufgeführten Leistungserbringern gegründet werden.

Niedergelassene Ärzte haben die Möglichkeit der Abgabe der Zulassung an das MVZ. Dadurch kann ein MVZ auch in gesperrten Gebieten anwachsen. Zudem ist die Anstellung von Job-Sharing-Ärzten möglich, deren Anstellung bereits nach 5 Jahren in eine weitere Zulassung umgewandelt wird. Die zu Beginn 2004 noch nicht konkretisierten Rahmenvorgaben werden zu einer Veränderung der Leistungserbringerstrukturen führen.

Denkbar sind beispielsweise neue auch Versorgungsstrukturen im Zusammenwirken mit stationären Einrichtungen oder gar als Teil eines Krankenhauses. Auch wird derzeit die Möglichkeit von „MVZ-Ketten" im Sinne einer Beteiligung an mehreren Zentren überlegt. Des weiteren könnte die Konzentration von Leistungserbringern auf ein konkretes Patientenbedürfnis einen Wirtschafts- und Wettbewerbsvorteil darstellen. So könnte beispielsweise ein „Kopf-MVZ" Leistungen eines Neurologen, Chirurgen, Zahnarztes, Kieferorthopäden, Anästhesisten usw. anbieten.

Ausführliche Informationen und Gestaltungsmöglichkeiten zum MVZ finden Sie in dem Buch „Das Medizinische Versorgungszentrum – Die Verträge" von Jörg Hohmann/Barbara Klawonn sowie im Loseblattwerk „Musterverträge im Gesundheitswesen".

II Gesellschaftsrechtliche Kooperationsmöglichkeiten

7 Partnerschaftsgesellschaft

Zudem besteht für Ärzte als Angehörige freier Berufe auch die Möglichkeit, eine **Partnerschaftsgesellschaft** nach dem neuen Partnerschaftsgesellschaftsgesetz (PartGG) zu bilden. Diese Gesellschaftsform schließt also die Beteiligung juristischer Personen explizit aus. Der Behandlungsvertrag mit dem Patienten wird gemeinschaftlich mit den Partnern geschlossen, sodass die Partner auch gemeinsam nach Maßgabe ihrer berufsrechtlichen Kompetenz die Erfüllung schulden.

Diese Gesellschaftsform kommt außer bei rein ärztlichen Kooperationen für den Arzt insbesondere beim Zusammenschluss mit nichtärztlichen Berufen (z. B. Orthopäde und Physiotherapeut, HNO-Arzt und Logopäde, Nervenarzt und Psychologe) oder als so genannte Übergangskooperation in Betracht. Bei der Übergangskooperation kann der abgebende Vertragsarzt, wenn er z. B. durch die 68-Jahres-Regelung ausscheidet, im Rahmen der Partnerschaftsgesellschaft privat liquidierend in der Praxis mit dem Nachfolger verbleiben. Die Gesellschaft kann sich gemeinsam auf dem Arztschild als Partnerschaftsgesellschaft mit beiden Namen ankündigen.

Durch die Partnerschaft bieten sich Möglichkeiten der Kombination in Form einer Betriebsaufspaltung an. So kann der Investitionsbedarf durch eine Besitzgesellschaft geregelt werden, während die Berufsausübung über eine Partnerschaft erfolgt.

Die Mitgliedschaft in einer Personengesellschaft ändert nichts daran, dass der Arzt nach wie vor seine Tätigkeit in selbstständiger, freier Praxis ausübt. Er ist in seiner beruflichen Tätigkeit unabhängig und keinen Weisungen unterworfen.

Für Verbindlichkeiten ausübung (Behandlungsfehler) auf den tatsächlich behandelnden Arzt ist nach einer Änderung des § 8 des Partnerschaftsgesellschaftsgesetzes nun vorgegeben, muss also nicht mehr vertraglich vereinbart werden.

Das Partnerschaftsgesellschaftsgesetz lässt die Einführung von Haftungshöchstgrenzen durch spezielle berufsrechtliche Bestimmungen ausdrücklich zu. Voraussetzung hierfür ist dann aber, dass das Berufsrecht den zwingenden Abschluss einer Berufshaftpflichtversicherung für die Partnerschaft oder den Partner verlangt.

A Einführung

8 Zusammenfassung

Die Gemeinschaftspraxis hat sich in der Vergangenheit als die wirtschaftlich sinnvollste Kooperationsform herausgestellt. Neben den künftigen Anreizen der Honorarzulagen ist sie aber auch in ihrer Ausgestaltung für die Erweiterung von Kooperationsstrukturen im Wandel des Gesundheitswesens anpassungsfähig. So kann sie um weitere Gesellschafter und Fachrichtungen erweitert, in ein medizinisches Versorgungszentrum (MVZ) integriert oder gar Teil der integrierten Versorgung werden. Darüber hinaus ist die Gemeinschaftspraxis sehr gut für die Regelung von Nachfolgerstrukturen geeignet und hat sich im Verhältnis zu anderen Kooperationsformen gut behauptet.

III Allgemeine Regelungen bei Gemeinschaftspraxen

Die Gründung einer Gemeinschaftspraxis ist bei Ärzten desselben oder naher verwandter Fachgebiete zulässig. Nach der Berufsordnung ist der Zusammenschluss der Ärztekammer anzuzeigen. Neben der Anzeigepflicht besteht auch die Pflicht, alle Verträge vor dem Abschluss der Ärztekammer vorzulegen, damit die Wahrung der beruflichen Belange geprüft werden kann.

Darüber hinaus muss der Zusammenschluss in vertragsärztlicher Hinsicht vom Zulassungsausschuss der KV genehmigt werden. Wird eine Gemeinschaftspraxis mit einem Nicht-Vertragsarzt gegründet, so kann dies nur in der Rechtsform der Partnerschaftsgesellschaft erfolgen.

Nach der Rechtsprechung ist die Gemeinschaftspraxis die gemeinsame Ausübung ärztlicher Tätigkeit durch mehrere Ärzte desselben oder fremden Fachgebietes in gemeinsamen Räumen mit gemeinsamer Einrichtung, gemeinsamer Patientenkartei und gemeinsamer Abrechnung sowie mit gemeinsamen Personal auf gemeinsamer Rechnung und gemeinsamen Patientenstamm. Diese Definition ist auf eine gebietsidentische Gemeinschaftspraxis zugeschnitten. Wesentliches Merkmal dieser Form ist die jeweilige Austauschbarkeit des ärztlichen Behandlers.

IV Scheinselbständigkeit

Die Rechtsprechung hat auch die Bildung von fachübergreifenden Gemeinschaftspraxen für zulässig erklärt. Sie ist im EBM 2000 ausdrücklich vorgesehen. Hierbei ist darauf zu achten, dass die jeweiligen Gesellschafter nur innerhalb ihrer Fachgebietsgrenzen tätig werden. Die Austauschbarkeit des ärztlichen Behandlers ist insoweit eingeschränkt. Ob alle denkbaren Fachgebiete miteinander kooperieren dürfen, ist noch nicht entschieden. Zulässig ist jedenfalls eine solche Kombination, die eine Behandlungsmöglichkeit durch mehrere Ärzte im Zusammenhang eines Krankheitsbildes eröffnet.

Nach der Zulassungsverordnung ist die Bildung einer Gemeinschaftspraxis nur unter Vertragsärzten zulässig. Der Vertrag wird erst dann wirksam, wenn der neue Gesellschafter eine rechtskräftige Zulassung erhält.

Nach dem neuen und noch nicht in Kraft getretenen Einheitlichen Bewertungsmaßstab (EBM 2000 plus) werden Anreize für Kooperationen großer Gemeinschaftspraxen gesetzt. Danach soll eine Gemeinschaftspraxis bestehend aus bis zu drei Gesellschaftern einen Zuschlag auf die Ordinationsgebühr in Höhe von 10 % erhalten. Größere Gemeinschaftspraxen mit (ab vier Gesellschaftern) sollen sogar einen Zuschlag von 30 % auf die Ordinationsgebühr erhalten. Unter diesen Voraussetzungen rechnet sich möglicherweise schon die Aufnahme eines Juniorpartners, ohne dass die Leistungsmenge insgesamt vermehr wird.

IV Scheinselbständigkeit

1 Scheinselbständigkeit vermeiden

Die wirtschaftliche Notwendigkeit zur Gründung einer Gemeinschaftspraxis einerseits und der Wunsch des bisher allein praktizierenden Arztes andererseits, an der bestehenden Praxisstruktur möglichst wenig zu ändern, verlangen nicht selten einen juristischen Spagat. Oft ist es der Inhaber einer gut eingeführten Arztpraxis, der aus Gründen der Kostenminimierung einen Berufsanfänger als Junior in seine Praxis aufnehmen, ihn aber nicht am Gesellschaftsvermögen beteiligen will und der noch weniger zu sagen haben soll. Gelegentlich ist es auch der Wunsch eines jungen Arz-

A Einführung

tes, sich zwar in einer gut eingeführten Arztpraxis niederzulassen, jedoch kein wirtschaftliches Risiko eingehen zu wollen.

In diesen typischen Konstellationen stellt sich dann immer die Frage der Abgrenzung einer echten Gemeinschaftspraxis zu einem verdeckten Angestelltenverhältnis. Diese eigentlich alte Abgrenzungsproblematik ist heute ungleich brisanter geworden und bedarf deshalb einer gesteigerten Aufmerksamkeit, um die nachfolgend dargestellten unerwünschten Rechtsfolgen zu vermeiden.

Immer wieder finden sich Verträge, in denen Ärzte in der Gemeinschaftspraxis am Gesellschaftsvermögen nicht beteiligt sind, ein festes Entgelt statt einer Gewinnbeteiligung erhalten, kein Weisungsrecht gegenüber den Arbeitnehmern haben und auch bei ihrem Ausscheiden aus der „Gesellschaft" keine Abfindung erhalten. Kommen die Partner einer solchen Vereinbarung nachträglich in Streit, könnten sie vor Gericht eine unliebsame Überraschung erleben. Denkbar ist auch, dass zum Beispiel das Finanzamt im Rahmen einer Betriebsprüfung vom Grundsatz der Amtsermittlung Gebrauch macht und prüft, ob die Tätigkeit eines Arztes als selbstständige Tätigkeit oder als Arbeitsverhältnis einzustufen ist.

Auch wenn der zwischen ihnen geschlossene Vertrag als Überschrift den Namen „Gemeinschaftspraxisvertrag" führt, könnte ein Gericht feststellen, dass es sich dabei in Wahrheit um einen freien Mitarbeitervertrag oder einen Angestelltenvertrag handelt. Derartige Verträge können Scheinverträge im Sinne des § 117 Abs. 1 BGB und damit nichtig sein. Daraus ergeben sich je nach den Umständen des Einzelfalles komplizierte und in der Regel wirtschaftlich unerfreuliche Auswirkungen für die Rückabwicklung des Zahlungsverkehrs.

2 Folgen einer unechten Gemeinschaftspraxis

Ein fehlerhafter Gemeinschaftspraxisvertrag, der sich als ein verdecktes Angestelltenverhältnis erweist, kann für den Arzt zivilrechtliche, steuerliche und sozialversicherungsrechtliche, berufsrechtliche und strafrechtliche Konsequenzen haben.

Zivilrechtlich ist selten der gesamte Vertrag unwirksam. Eher sind einzelne Klauseln unwirksam, deren Nichtigkeit wegen der regel-

IV Scheinselbständigkeit

mäßig vorhandenen Salvatorischen Klausel nicht den Gesamtvertrag erfasst.

Die wirtschaftlichen Konsequenzen eines unwirksamen Gesellschaftsvertrages können gravierend sein. So ist die sozialrechtliche Konsequenz bei nicht zu widerlegender Vermutung für ein verdecktes Arbeitsverhältnis, dass der Arbeitgeber für nicht abgeführte Lohnsteuer haftet, er wird durch einen Haftungsbescheid gemäß § 191 Abs. 1 AO herangezogen. Noch erheblicher sind die sozialversicherungsrechtlichen Auswirkungen. Die gesetzlichen Bestimmungen sehen vor, dass der Arbeitgeber und der Arbeitnehmer jeweils zur Hälfte die Beiträge zur Kranken-, Pflege- Renten- und Arbeitslosenversicherung zu tragen haben. Der Arbeitgeber ist aber verpflichtet, den gesamten Beitrag, so auch den Anteil des Arbeitnehmers, an die Sozialversicherungsträger abzuführen. Gemäß § 25 SGB IV verjähren die Ansprüche der Sozialversicherungsträger nach vier Jahren, bei vorsätzlicher Vorenthaltung sogar erst nach 30 Jahren. Die Inanspruchnahme des verdeckten Arbeitgebers liegt dabei durchaus nahe, wenn die Gemeinschaftspraxis im Streit aufgelöst wurde und der Junior für sich reklamiert, Arbeitnehmer gewesen zu sein.

Die Finanzbehörden könnten den Vertrag als Anstellungsvertrag auffassen und die Einkünfte als solche aus unselbstständiger Tätigkeit umqualifizieren, dann bis zur Grenze der Festsetzungsverjährung rückwirkend (regelmäßig vier Jahre) den Arbeitgeber für die an sich einzubehaltende und abzuführende Lohnsteuer nebst Zinsen in Anspruch nehmen. Damit verlöre der de facto angestellte Arzt auch rückwirkend die Abschreibungspotentiale des Selbstständigen.

Darüber hinaus könnte gegenüber der KV ein Abrechnungsbetrug (durch Erschleichung eines zu hohen Abrechnungsvolumens) begangen worden sein, was die Rückforderung von Honoraren für die Zeit des Bestehens der falschen Gemeinschaftspraxis, rückwirkend bis zu vier Jahren, bedeutet.

Daneben droht auch die Eröffnung eines staatsanwaltschaftlichen Ermittlungsverfahrens. Die betrügerische Abrechnung von Leistungen wird aber erst bei Hinzutreten weiterer subjektiver Tatumstände erfüllt, wenn zum Beispiel den Beteiligten die Unzulässigkeit der Vertragsgestaltung bekannt war.

A Einführung

Im Übrigen sind auch noch berufsrechtliche Konsequenzen zu bedenken, wenn gegen den Grundsatz der Kollegialität verstoßen oder keine angemessene Vergütung (Honorar) gezahlt wurde.

Die Risiken lassen sich nur vermeiden, wenn die Kooperationsverträge zumindest im Kern noch den gesellschaftsrechtlichen Status des Schwächeren oder „Juniors" gewährleisten. Der Arzt muss frei und selbstständig in der Praxis tätig werden. Zur Abgrenzung zwischen Gemeinschaftspraxis und Beschäftigung von Ärzten als Angestellte können die Abgrenzungskriterien der Arbeitsgruppe aus Justitiaren von Landesärztekammern und Bundesärztekammer herangezogen werden (Sonderdruck Deutsches Ärzteblatt 87. Jahrgang / Heft 17; Deutsches Ärzteblatt 1990, Seite A-1388).

Wenn die Voraussetzungen zum Vorliegen einer echten Gemeinschaftspraxis nachgewiesen werden, wird die Gemeinschaftspraxis durch den Zulassungsausschuss genehmigt (§ 33 Abs. 2 Ärzte-Zulassungsverordnung). In der Regel ist die Vorlage eines Gemeinschaftspraxisvertrages erforderlich. Die Zulassungsausschüsse dürfen prüfen, ob die gesellschaftsrechtlichen Vorgaben eingehalten wurden.

Das Sozialgericht Dortmund hat darauf hingewiesen, dass es Aufgabe der Zulassungsinstanzen ist, bei der Genehmigung von Gemeinschaftspraxen *"sicherzustellen, dass eine echte Verbindung zur gemeinschaftlichen Berufsausübung vorliegt und nicht unter dem Deckmantel einer Gemeinschaftspraxis tatsächlich die Beschäftigung von abhängigen Praxisassistenten erfolgt"*.

Es dürfe nicht sein, dass ein Vertrag über eine Gemeinschaftspraxis so ausgestaltet werde, dass die Rechtsstellung eines der Partner derjenigen eines Assistenten entspreche. (SG Dortmund vom 23.08.1988 – S 9 Ka 96/87)

Diese Rechtsauffassung hat das Bundessozialgericht bestätigt: *"............ Die Vertragsärzte, denen die Führung einer Gemeinschaftspraxis öffentlich-rechtlich genehmigt worden ist, (müssen) sich tatsächlich zur gemeinsamen und gemeinschaftlichen Ausübung der ärztlichen Tätigkeit verpflichtet haben. Das geschieht regelmäßig durch den Abschluss eines auf den gemeinschaftlichen Betrieb der Praxis gerichteten Vertrages, meist durch den Abschluss eines Gesellschaftervertrages."* (BSG vom 29.09.1999 – B 6 Ka 1/99 R)

IV Scheinselbständigkeit

Ein Gemeinschaftspraxisvertrag, der den gesellschaftlichen Anforderungen nicht entspricht, ist nicht genehmigungsfähig, mit der Folge, dass eine in Unkenntnis dieses Umstandes genehmigte Gemeinschaftspraxis von Anfang an nicht bestanden hat. Die betroffenen Vertragsärzte waren dann auch nicht Gesellschafter, sondern Angestellte.

Anstellungsverträge mit Ärzten in der vertragsärztlichen Praxis sind aber nur in Form des Job-Sharings möglich (§ 101 Abs. 1, S. 1 Nr. 5 SGB V). Dazu müssen die Partner ein Job-Sharing auf der Basis niedergelassener/ angestellter Arzt vereinbaren und sich verpflichten, die bisher abgerechneten Punktzahlanforderungen der letzten vier abgerechneten Quartale des erstzugelassenen Vertragsarztes um nicht mehr als 3 % zu überschreiten. Liegt also statt eines Gemeinschaftspraxisvertrages ein verdecktes Anstellungsverhältnis vor, so bedeutet dies zugleich auch eine unzulässige Abrechnung vertragsüblicher Leistungen. (§ 32b Ärzte-Zulassungsverordnung – Nr. 23c Bedarfsplanungsrichtlinien-Ärzte)

Häufig sehen Honorarverteilungsvorschriften auch bei der Berechnung des Praxisvolumens einen Aufschlag für Gemeinschaftspraxen vor. Dieser Aufschlag setzt aber voraus, dass die Gemeinschaftspraxis rechtmäßig bestanden hat. Außerdem sind bei der Berechnung des Praxisvolumens die Grenzwerte zur Feststellung der übermäßigen Ausdehnung der Kassenpraxis zu berücksichtigen. Insofern muss der Arzt mit einem Regressverfahren bezüglich der zu viel gezahlten Honorare seitens der KV rechnen.

Zu beachten ist schließlich auch, dass im Falle eines Nachbesetzungsverfahrens eines Vertragsarztes nach § 103 SGB V die Berechtigung zur Ausschreibung des Vertragsarztsitzes für die verbleibenden Partner nur besteht, soweit es sich um eine echte Gemeinschaftspraxis gehandelt hat. Andernfalls haben die verbleibenden Partner kein Ausschreibungsrecht.

3 Abgrenzung Gesellschafter – Angestellter

Wie aber kann geklärt werden, ob eine zulässige Vertragsgestaltung oder eine Scheinselbständigkeit mit möglichen Konsequenzen vorliegt? Einen ersten Anhaltspunkt bieten die Kriterien, die in § 7 Abs. 4 SGB IV aufgeführt waren. Diese erst 1999 unter großer

A Einführung

öffentlicher Diskussion eingeführter Regelung, ist Ende 2002 gestrichen worden: die dort aufgestellten Kriterien können aber von den Behörden weiterhin herangezogen werden. Hierbei handelt es sich um eine Vermutungsregelung, auf die Behörden erst dann zurückgreifen, wenn sich die Beteiligten nicht aktiv um Aufklärung bemühen, ob ein echtes Gesellschafts- oder ein sozialversicherungspflichtiges Arbeitsverhältnis vorliegt. In der Vorschrift hieß es:

„Bei einer erwerbsmäßig tätigen Person wird vermutet, dass sie beschäftigt ist, wenn mindestens drei der folgenden fünf Merkmale vorliegen:

- *Die Person beschäftigt im Zusammenhang mit ihrer Tätigkeit regelmäßig keinen versicherungspflichtigen Arbeitnehmer, dessen Arbeitsentgelt aus diesem Beschäftigungsverhältnis regelmäßig im Monat 325,00 € übersteigt;*
- *Sie ist auf Dauer und im Wesentlichen nur für einen Arbeitgeber tätig;*
- *Ihr Auftraggeber oder ein vergleichbarer Auftraggeber lässt entsprechende Tätigkeiten regelmäßig durch von ihm beschäftigte Arbeitnehmer verrichten;*
- *Ihre Tätigkeit lässt typische Merkmale unternehmerischen Handelns nicht erkennen;*
- *Ihre Tätigkeit entspricht dem äußeren Erscheinungsbild nach der Tätigkeit, die sie für denselben Auftraggeber zuvor aufgrund eines Beschäftigungsverhältnisses ausgeübt hatte.*

Die Vermutung kann widerlegt werden."

Nach dieser Vermutungsregel liegt Scheinselbständigkeit vor, wenn von den genannten fünf Kriterien drei erfüllt sind. Dabei kommt es für die Abgrenzung des Arbeitsverhältnisses von sonstigen Vertragsverhältnissen maßgeblich auf den Grad der persönlichen Abhängigkeit an, da dieser das Arbeitsverhältnis bestimmt. Insbesondere die Eingliederung in eine fremdbestimmte Arbeitsorganisation und Weisungsgebundenheit (zum Beispiel Ort, Zeit, Art der Tätigkeit werden von einem Dritten bestimmt) sowie ein nicht vorhandenes unternehmerisches Risiko lassen viele „selbständige" Tätigkeiten zumindest in den Verdacht der Scheinselbständigkeit rücken.

- Die „neuralgischen" Punkte im Gemeinschaftspraxisvertrag sind somit nicht nur eine Frage der Kapitalbeteiligung, der Beteiligung am Gewinn und Verlust oder die Abfindung, vielmehr ist ein Arbeitnehmerverhältnis dann anzunehmen, wenn

- keine Geschäftsführungsbefugnis und Vertretungsbefugnis besteht,
- keine Beteiligungen an Arbeitgeberentscheidungen erfolgt,
- der Arzt kein Direktionsrecht im Praxisbetrieb hat,
- der Arzt dem Vertragspartner seine gesamte Arbeitskraft zur Verfügung zustellen hat,
- ihm Arbeitszeit und -gebiet vorgeschrieben werden und
- die Berechtigung zur Nebentätigkeit einseitig beschränkt wird.

Eine Kumulation dieser Merkmale führt zum Arbeitnehmerverhältnis.

Im Rahmen eines Rechtsstreits trägt der beherrschende Gesellschafter die Beweislast dafür, dass kein verdecktes Arbeitsverhältnis vorliegt. Insofern sind insbesondere die Regelungen zur Geschäftsführung (§ 8), zur Vermögensbeteiligung (§ 11), zur Gewinn- und Verlustbeteiligung (§ 15), zum Arbeitgeberstatus (§ 13), und zur Abfindung beim Ausscheiden (§ 19) zu beachten.

V Nullkapitalbeteiligung

Für die Frage der Scheinselbständigkeit kann unter anderem die Beteiligung des eintretenden Gesellschafters an den Vermögenswerten der Gesellschaft von Bedeutung sein. Der eintretende Arzt kann grundsätzlich am materiellen und immateriellen Vermögen der Gesellschaft beteiligt sein. Häufig liegt es jedoch nicht im Interesse der Altgesellschafter, den Juniorarzt schon bei dessen Eintritt an den Vermögenswerten der Gesellschaft zu beteiligen. Umgekehrt fällt es vielen jungen Ärzten schwer, das eventuell dafür erforderliche Kapital aufzubringen. Als Lösung bietet sich hierfür die so genannte „Nullkapitalbeteiligung" an.

Ein Arzt muss als Gesellschafter nicht unbedingt an den materiellen Vermögensgegenständen der Gesellschaft beteiligt werden. Insofern ist es denkbar, dass der eintretende Arzt nicht am materiellen Praxiswert beteiligt ist, oder dass die gesamte Praxis nicht über eigenes Vermögen verfügt, weil Räume, Einrichtung und Geräte von Dritten gestellt werden. Dagegen ist aber nach überwiegender Auffassung in der Literatur eine Beteiligung am immateri-

A Einführung

ellen Wert der Gemeinschaftspraxis unerlässlich. Dies setzt eine Beteiligung am Gewinn bzw. Verlust der Praxis voraus. Die Vereinbarung eines festen Entgelts oder ein Ausschluss der Verlustbeteiligung sind deshalb Indizien für eine Arbeitnehmerstellung. Zulässig ist ein fester Gewinnanteil nur für einen überschaubaren Zeitraum, etwa für eine Kennenlernphase von zwei Jahren.

Eine GbR entsteht dann, wenn die Gesellschafter die gemeinsame Berufsausübung als gemeinsamen Zweck vertraglich vereinbart haben und sich gegenseitig verpflichten, den gemeinsamen Zweck durch Leistung der vereinbarten Beiträge zu fördern. Entsprechend dem Rechtsgedanken des § 6 Abs. 1 Partnerschaftsgesellschaftsgesetz muss jeder Gesellschafter verpflichtet sein, seine Arbeitskraft der Gesellschaft zur Verfügung zu stellen. Insoweit ist es unerheblich, ob darüber hinaus die Gesellschafter weitere Beiträge, wie Einlagen oder Sachwerte einbringen oder sich am Gesellschaftsvermögen beteiligen.

Nach dem Kernbereich der originären ärztlichen Berufsausübung ist jeder einzelne Gesellschafter allein geschäftsführungs- und vertretungsberechtigt und frei von möglichen Weisungen der Mitgesellschafter. Zwar kann der einzelne Gesellschafter für den Bereich der sonstigen Geschäfte von der Geschäftsführung ausgeschlossen werden, jedoch bleibt jedem Gesellschafter ein Kernbereich an Rechten, die ihm ohne wichtigen Grund nur mit seiner Zustimmung entzogen werden können. Eine solche Zustimmung könnte im Gesellschaftsvertrag oder per Gesellschafterbeschluss vereinbart werden. Daneben sind die Kontrollrechte der Gesellschafter nicht verzichtbar.

Problematisch wird es, wenn im Gesellschaftsvertrag die Vereinbarung des gemeinsamen Zweckes fehlt oder nicht alle Gesellschafter zur Leistung eines Beitrags verpflichtet sind. Ebenso problematisch ist die Regelung, die nur einzelne Gesellschafter verpflichtet, ihre Arbeitskraft in die Praxis einzubringen oder wenn Regelungen zur Vertretung bei Urlaub, Krankheit oder Fortbildung nur in Bezug auf einzelne Gesellschafter normiert sind. Diese Regelungen harmonieren nicht mit der Wechselseitigkeit der Verpflichtung zur Beitragsleistung und zur Zweckförderung. Dies kann im Wege einer Gesamtbetrachtung dazu führen, dass das Gesellschaftsverhältnis in ein abhängiges Beschäftigungsverhältnis umgedeutet wird.

V Nullkapitalbeteiligung

Ebenso kann ein abhängiges Beschäftigungsverhältnis vorliegen, wenn beispielsweise ein „Juniorarzt" nicht an dem Gesellschaftsvermögen beteiligt ist, obwohl er nach dem Gesellschaftsvertrag Gesellschafter sein soll. Seit der Entscheidung des BGH vom 29.01.2001 – II ZR 331/00 – ist davon auszugehen, dass die Gesellschaft Trägerin des Gesellschaftsvermögens ist. Damit ist kein Gesellschafter am Gesellschaftsvermögen beteiligt, denn dieses steht ausschließlich der Gesellschaft zu. Fraglich ist deshalb lediglich, ob die wie auch immer geartete Beteiligung am Vermögen der Gesellschaft unabdingbare Voraussetzung für die Gesellschafterstellung ist.

Diese vermögensmäßige Beteiligung ist die Zusammenschau aus Gewinn- und Verlustbeteiligung des Gesellschafters, seines Anteils am Liquidationserlös (Auseinandersetzungsanspruch für den Fall seines Ausscheidens) und seiner persönlichen Haftung für Verbindlichkeiten der Gesellschaft (unternehmerisches Risiko).

Heißt es im Vertrag, dass der Juniorpartner am Gesellschaftsvermögen nicht beteiligt ist, bedeutet dies letztlich, dass im Falle der Auflösung der Gesellschaft diesem kein Anteil am Gewinn oder Verlust der Gesellschaft gebührt, ebenso steht ihm kein Abfindungsanspruch zu. Wenn er weder am Gewinn- noch Liquidationsüberschuß teilnimmt oder auch sonst keine Vergütung erhält, ist bereits im Einzelfall fraglich, ob die Vertragsgestaltung nicht an die Sittenwidrigkeit/Nichtigkeit grenzt, weil der Vertrag dem abhängigen Arbeitsvertrag sehr nahe kommt. Im Fall eines Streites ist der Vertrag dann zunächst geltungserhaltend dahingehend auszulegen, dass für diesen Gesellschafter eine angemessene Lösung gefunden wird.

Zum Gesellschaftsvermögen gehören neben den Ansprüchen auf Beitragsleistung auch die zu leistenden Beiträge selbst. Neben den Dienstleistungen kommen auch Bar- und Sacheinlagen und die Zur-Verfügung-Stellung von Rechten in Betracht. Das Gesellschaftsvermögen besteht insoweit auch aus dem Recht, von einzelnen Gesellschaftern die geforderten Beitragsleistungen einfordern zu können (zum Beispiel die Verpflichtung des Seniorpartners zur weiteren Mitarbeit in der Praxis, damit die Patientenbindung an den neu einzutretenden Gesellschaftern verstärkt wird).

A Einführung

Bei Sacheinlagen ist danach zu differenzieren, ob eine Übereignung in das Gesellschaftsvermögen erfolgen soll oder das eingebrachte Gut lediglich der Gesellschaft zur Verfügung gestellt wird, jedoch im Sonderbetriebsvermögen des einbringenden Gesellschafters verbleibt.

Auch ein Null-Kapital-Partner ist im Verhältnis zu den übrigen Gesellschaftern berechtigt, Besitz- und Nutzungsrechte hinsichtlich des Praxisinventars auszuüben (damit er seine Arzt bezogene Tätigkeit erfüllen kann), zudem ist er auch am Ertrag der Gesellschaft – in unterschiedlich geregelter Form – beteiligt.

VI Exkurs: Übergabe einer Einzelpraxis an den Junior

Soll ein anderer Arzt in eine Gemeinschaftspraxis aufgenommen werden, zahlt der eintretende Arzt für den auf ihn übergehenden Anteil an den eingebrachten Gegenständen und dem ideellen Praxiswert üblicherweise einen Kaufpreis. Hier entsteht für den/die bisherigen Inhaber der Praxis ein Veräußerungsgewinn, der als laufender Gewinn zu versteuern ist.

Steuerlich liegt eine Einbringung der Praxis durch den/die bisherigen Praxisinhaber teils auf eigene, teils auf Rechnung des künftigen Mitgesellschafters in die neue Gemeinschaftspraxis vor. Sie ist hinsichtlich der Einbringung auf fremde Rechnung als Veräußerung zu werten.

Statt eines Verkaufs an den Nachfolger kann auch zunächst mit dem Nachfolger eine Gemeinschaftspraxis gegründet und die Anteile auf den Nachfolger übertragen werden.

Die steuerlich begünstigte Zwei-Stufen-Regelung wurde inzwischen durch den Bundesfinanzhof abgelehnt. Die Veräußerung eines Praxisanteils bei Fortführung der eigenen zurückbehaltenen Tätigkeit löst Einkommensteuer also in voller Höhe für den Gewinn aus.

Falls lediglich eine zeitlich begrenzte Übergangsgesellschaft für eine „Senior-Junior-Konstellation" vorgesehen ist, gibt es mehrere attraktive steuerliche Gestaltungsmöglichkeiten.

VI Exkurs: Übergabe einer Einzelpraxis an den Junior

1 Gesamtverkauf mit Anstellungsvertrag

Da der halbe Steuersatz und der Freibetrag bei Praxisveräußerungen nur noch einmal im Leben gewährt werden, ist die Veräußerung einer Praxis in einem Schritt grundsätzlich günstiger als eine sukzessive Veräußerung in zwei oder mehr Schritten. Will ein kurz vor dem Ruhestand stehender Senior seine Praxis an den Junior veräußern, jedoch noch für eine kurze Übergangszeit mitarbeiten, ist die Veräußerung des gesamten Praxisvermögens in einem Zug wegen der damit verbundenen steuerlichen Vergünstigungen sinnvoll. Voraussetzung für diese Vergünstigungen beim Seniorpartner ist, dass dieser seine selbständige Tätigkeit tatsächlich einstellt. Lediglich eine weitere Tätigkeit für den Praxisübernehmer als dessen Angestellter oder freier Mitarbeiter und eine weitere Praxistätigkeit bis zu 10 % der früheren Einnahmen sind nicht steuerschädlich.

Ein Verkauf lediglich der Vertragsarztpraxis und Weiterführung der Privatpraxis führt jedoch zum Wegfall der steuerlichen Vergünstigungen, da nicht die gesamte Praxis veräußert wird.

2 Verkauf gegen Rente

Erfolgt die Zahlung des Kaufpreises für eine Praxis oder einen Praxisanteil gegen eine Rente mit einer Laufzeit von mindestens 10 Jahren, so kann die so genannte Sukzessivversteuerung gewählt werden.

Im Kaufvertrag könnte dies wie folgt geregelt werden:

Der eintretende Gesellschafter bietet unwiderruflich an, die Vermögenswerte der Gesellschaft zu einem noch festzulegenden Kaufpreis zu erwerben und somit die Praxis zu übernehmen. Dieses Angebot kann der Alt-Gesellschafter bis zum .... schriftlich annehmen, der gesamte Kaufpreis ist sodann fällig. Dem Alt-Gesellschafter steht im Zeitpunkt der Veräußerung der Vermögenswerte ein Wahlrecht zu, die Veräußerungsgewinne als Einmalzahlung oder als Ratenzahlung gemäß EStR 139 Abs. 11 (Ratenzahlung als Altersversorgung) entgegenzunehmen. Im letzteren Fall wird die Höhe der Raten einvernehmlich unter Hinzuziehung des Steuerberaters festgelegt.

A Einführung

Sobald die Summe der Rentenzahlungen die Buchwerte der abgegebenen Praxis übersteigt, sind die Rentenbeträge als laufende Einkünfte mit dem normalen Steuersatz zu versteuern. Ein Freibetrag wird nicht gewährt. Dies kann aber zu einer erheblichen Steuerreduzierung führen, wenn ein Großteil der steuerpflichtigen Rente in Zeiten anfällt, in denen keine hohen Einkünfte mehr anfallen, wie die Zeiten nach Eintritt des Ruhestandes. Denkbar wäre also der Verkauf einer Praxishälfte gegen Rente und der Verkauf der zweiten Hälfte gegen einen Einmalbetrag einige Jahre später.

3 Nutzung der „Fünftelungsregelung"

Liegen die Voraussetzungen zur Anwendung des halben Steuersatzes und des Veräußerungsfreibetrages nicht vor, kommt die „Fünftelungsregelung" in Frage, da diese keinen Anwendungsbeschränkungen unterliegt. Durch geschickte Gestaltung lassen sich hier nicht unerhebliche Steuerreduzierungen erreichen. Diese können sogar größer sein als beim halben Steuersatz, da es bei der „Fünftelungsregelung" keine Mindestbesteuerung mit dem Eingangssteuersatz (wie beim halben Steuersatz) gibt. Erforderlich ist hierzu eine konsequente Reduzierung der steuerlichen Einkünfte im Jahr des Verkaufs. Mittel hierzu sind Ansparabschreibungen, freiwillige Bilanzierung im Vorjahr etc.

4 Übergangsgemeinschaftspraxis

Ist der baldige Wechsel des bisherigen Praxisinhabers in den Ruhestand absehbar, könnte auch ähnlich wie beim bisherigen „Zwei-Stufen-Modell" zunächst lediglich eine Beteiligung von beispielsweise 5 % übertragen werden. Im Vertrag darf aber noch keine Verpflichtung zur Übernahme der restlichen 95 % zu einem bestimmten Stichtag geregelt werden. Diese wird aber nicht auf 50 % des gesamten Gesellschaftsvermögens aufgestockt, sondern es bleibt bei der kleinen Beteiligung bis zum endgültigen Ausscheiden des Seniorpartners. Er kann dann für den Gewinn aus der Veräußerung der restlichen 95 % die steuerlichen Vergünstigungen des halben Steuersatzes sowie des Veräußerungsfreibetrages in Anspruch nehmen.

VI Exkurs: Übergabe einer Einzelpraxis an den Junior

Selbstverständlich kann der eintretende Gesellschafter während der Zeit der Übergangsgemeinschaftspraxis nicht auf einen Gewinnanteil von 5 % verwiesen werden. Möglich wäre die Vereinbarung eines festen Vorabgewinns und die Verteilung lediglich des verbleibenden Restgewinns im Verhältnis 5 zu 95. Darüber hinaus können aber auch andere Gewinnverteilungsschlüssel angewandt werden, wie Arbeitseinsatz in Stunden, Honorarumsätze etc. Diese Verteilungsmaßstäbe können auch miteinander kombiniert werden.

5 Buchwerteinbringung

Das Umwandlungssteuergesetz bietet die Möglichkeit einer steuerneutralen Einbringung zur Gründung einer Gemeinschaftspraxis. Bei diesem Modell wird nicht ein Gesellschafter in eine bereits bestehende Praxis aufgenommen, vielmehr bringen beide Gesellschafter Vermögensgegenstände in eine neu zu gründende Gesellschaft ein. Die bisher bestehende Einzelpraxis wird vom Senior zu Buchwerten eingebracht. Hierdurch entsteht für den Senior zunächst kein steuerpflichtiger Veräußerungsgewinn. Der Juniorpartner bringt ebenfalls Vermögensgegenstände in die neu gegründete Gesellschaft ein. Dies können etwa Bareinlagen oder auch Praxiseinrichtungsgegenstände sein.

Die Bareinlage muss auf das Konto der neu gegründeten Gesellschaft und nicht auf das Konto des Seniors erfolgen! Wird dies nicht beachtet, führt eine Zahlung in das Vermögen des Seniors bei diesem stets zu einem nicht begünstigten Veräußerungsgewinn. Sofern die Anteile an der neuen Gesellschaft je 50 % betragen sollen, müssen die Einlagen der beiden Gesellschafter gleichwertig sein, der Junior muss also eine Bareinlage entsprechend des Wertes der eingebrachten Praxis einbringen.

Problematisch ist die Verwendung der vom Junior eingebrachten Bareinlage. Diese darf auf keinen Fall kurzfristig wieder aus der Praxis entnommen und in das Privatvermögen der Gesellschafter überführt werden. Der Geldbetrag muss für eine längere Zeit auf dem Praxiskonto verbleiben und kann allenfalls sukzessive entnommen werden. Hier könnten Investitionen überlegt werden, diese führen zu neuem Abschreibungsvolumen, das beiden Gesellschaftern anteilig zusteht.

A Einführung

Voraussetzung für die Steuerfreiheit der Einbringung ist, dass die Mehrzahlung des Juniors über die übernommenen Buchwerte hinaus in zwei sich spiegelbildlich gegenüberstehenden Ergänzungsbilanzen ausgeglichen wird. Der Junior hat eine „positive" Ergänzungsbilanz, in der dieser den Mehrpreis, der über die ihm anteilig vom Senior übertragenen Buchwerte hinausgeht, abschreibt. Da der Großteil dieses Betrages auf den Goodwill entfallen dürfte, der auf 6 bis 10 Jahre abzuschreiben ist, kommt es hier zu einer relativ langen Abschreibung.

Der Senior hat in dem Fall eine spiegelbildlich aufgebaute „negative" Ergänzungsbilanz aufzustellen, in der „negative Abschreibungen" entstehen. Diese negativen Abschreibungen führen beim Senior zu zusätzlichen Einkünften, die genauso hoch sind wie die zusätzlichen Abschreibungen des Juniors. Der Senior hat daher beim Einbringungsmodell lediglich im ersten Moment keinen steuerpflichtigen Gewinn. Über die Abschreibungsdauer des Goodwill von in der Regel 8 Jahren werden ihm danach zusätzliche Einkünfte zugerechnet, die von ihm zusätzlich zu versteuern sind. Es kommt also bei diesem Modell zu einer sukzessiven Gewinnversteuerung. Weiterhin ist zu beachten, dass der Junior nur dann die Abschreibung auf seine volle Einlage erhält, wenn mit dem eingelegten Geld auch in die Praxis investiert wird.

Eine in steuerlicher Hinsicht günstige Lösung könnte auch darin bestehen, dass der Einstieg des Juniors über Gewinnverzicht realisiert wird.

Eine entsprechende Regelung bei Neugründung einer Gemeinschaftspraxis könnte wie folgt lauten:

Am .... sind die Gesellschafter wie folgt an der Gesellschaft beteiligt:

(Alt-)Gesellschafter I – 100 %

(Neu-)Gesellschafter II – 0 %.

Die Gesellschafter sind sich darüber einig, dass der Gesamtwert der bisherigen Einzelpraxis von Gesellschafter I EUR (in Worten: .... Euro) entspricht. Gesellschafter II erhält das Recht, 50 % der Gesellschaftsrechte zu erwerben. Jeweils zum Kalenderjahresende fassen die Gesellschafter einen Beschluss, in dem geregelt wird, wie viele Gesellschaftsanteile Gesellschafter II von Gesellschafter 1 erwirbt. Als Kaufpreis für 50 % der Gesellschaftsanteile bestimmen die Gesellschafter .... EUR (in Worten

VI Exkurs: Übergabe einer Einzelpraxis an den Junior

.... *Euro). Die Zahlung des Kaufpreises für den Teilgesellschaftsanteil erfolgt durch einen entsprechenden Gewinnverzicht des Gesellschafters II und einer Gewinnzuschreibung bei Gesellschafter I. Danach soll die Gewinnverteilung .... % (Gesellschafter I) und .... % (Gesellschafter II) solange betragen, bis der Kaufpreis von .... EUR (in Worten: .... Euro) erreicht ist. Danach erfolgt die Gewinnverteilung hälftig.*

Die Gesellschaft ist als rechtsfähiges Subjekt Träger des Gesellschaftsvermögens (vergleiche BGH vom 29.01.2001 – II ZR 331/00). Insofern ergibt sich für den einzelnen Gesellschafter aus der Mitgliedschaft in der Gesellschaft kein unmittelbarer Bezug zum Gesellschaftsvermögen oder den einzelnen Gegenständen der Gesellschaft. Fraglich ist also, ob jeder Gesellschafter zur Anerkennung der Gesellschafterstellung bzw. zum Ausschluss der Annahme eines verdeckten Angestelltenverhältnisses am Vermögen der Gesellschaft beteiligt sein muss.

Zivilrechtlich ist anerkannt, dass die fehlende Beteiligung am Gesellschaftsvermögen eine Gesellschafterstellung nicht ausschließt. Nach der Rechtsprechung des Bundesgerichtshofes (BGH) und Bundesarbeitsgerichtes (BAG) muss ein Gesellschafter nicht am Vermögen der Gesellschaft beteiligt sein (BGH – NJW 1987, 1324, Az.: I ZR 138/84, 1325; BAG NJW 1993, 2458, 2400, Az.: 2 AZB 32/92). Auch im Steuerrecht wird nach wie vor entscheidend auf die Merkmale Unternehmerrisiko und Unternehmerinitiative abgestellt (Bundesfinanzhof (BFH) XR 83/96). Diese Merkmale sind maßgeblich durch die Beteiligung am Gewinn und Verlust geprägt. Eine Beteiligung am Gesellschaftsvermögen ist auch nach der Rechtsprechung der Finanzgerichte nicht Voraussetzung für die Anerkennung einer Mitunternehmerschaft. Zuletzt wurde diese Auffassung auch vom Landessozialgericht (LSG) Niedersachsen-Bremen bestätigt (Beschluss vom 13.08.2002 – L 3 KA 161/02 ER).

Für die Niederlassung ist nicht die „Verfügungsgewalt des Eigentümers" über die Praxis Bedingung. Sie umfasst jedoch die ärztliche Berufstätigkeit „in voller Verantwortung" und setzt voraus, dass dem Arzt die Möglichkeit gegeben ist, über die räumlichen und sachlichen Mittel und den Einsatz des Personals zu disponieren oder zumindest an der Disposition mitwirken zu können.

A Einführung

Umstritten ist jedoch, ob der Junior am immateriellen Wert der Praxis in der Weise zu beteiligen ist, dass ihm jedenfalls bei seinem Ausscheiden eine Abfindung des immateriellen Wertes zusteht. Das Fehlen einer entsprechenden Regelung wird häufig als Indiz gegen ein echtes Gesellschaftsverhältnis angesehen. Hier lässt sich aber auch die Auffassung vertreten, dass eine Beteiligung am immateriellen Wert in der Anfangsphase, also in den ersten gemeinsamen zwei bis drei Jahren, nicht erforderlich ist, weil in dieser Zeit der Ruf der Praxis im Wesentlichen noch durch den Ruf des Seniors geprägt ist. Besteht eine Gemeinschaftspraxis länger, hat der neu in die Praxis aufgenommene Gesellschafter einen Anspruch darauf, an der auf seine Tätigkeit zurückzuführenden immateriellen Wertsteigerung der Praxis beteiligt zu werden. Wie dieser immaterielle Wert zu bemessen ist, sollte im Gesellschaftsvertrag geregelt werden. Dieses nicht nur, weil es ein Indiz für ein Gesellschaftsverhältnis ist, sondern auch, um Streit über die Höhe der Abfindung bei Beendigung der Gemeinschaftspraxis zu vermeiden. In der Literatur wird es für zulässig angesehen, den immateriellen Wertzuwachs laufend abzugelten, in dem zum Beispiel am Jahresende ein Betrag ausgezahlt wird, der sich prozentual nach der Höhe des jeweiligen Gewinnanteils richtet.

6 Regelungen zur Beteiligung am Gesellschaftsvermögen

Da eine Beteiligung des Juniors am Gesellschaftsvermögen somit nicht Voraussetzung für eine Gesellschafterstellung ist, kommen folgende Gestaltungsmöglichkeiten in Betracht:

a) Einerseits könnten die Vermögenswerte im Allein(Sonder-)eigentum des Altgesellschafters oder im Miteigentum aller Gesellschafter stehen. Stehen die Vermögenswerte im Alleineigentum eines Gesellschafters, so ist eine Nutzungsentschädigung im Vertrag zu vereinbaren. Diese darf aber nur der Kostendeckung dienen und kann keinen zusätzlichen Gewinn verschaffen. Denkbar ist auch eine Unentgeltlichkeit der Nutzungsentschädigung.

b) Die Möglichkeit, das gesamte Gesellschaftsvermögen im Sonderbetriebsvermögen eines Gesellschafters zu belassen, bietet sich dann an, wenn eine vollständig funktionierende und eingerichtete Praxis vorhanden ist und der bisherige Praxisinhaber nur noch eine überschaubare Zeit tätig sein möchte. In diesem Fall wäre eine Übereignung und finanzielle Auseinandersetzung zum Zeitpunkt des Ausscheidens des Seniorpartners sinnvoll, da damit die Steuervorteile erhalten bleiben.

7 Gewinn- und Verlustbeteiligung

Bei fehlender Beteiligung am Gesellschaftsvermögen muss eine entsprechende Regelung über die Gewinn- und Verlustbeteiligung unbedingt aufgenommen werden. Wird diese nicht vereinbart, erfolgt die Beteiligung bei gemeinsamer Gründung einer Praxis in der Regel anteilig, also jeweils hälftig.

Hier sind auch die Höhe der Entnahmen, die jeder Gesellschafter für seinen laufenden Bedarf monatlich im Voraus entnehmen darf sowie die Voraussetzungen, unter denen die Sonderentnahmen zum Beispiel für Steuerzahlungen zulässig sind, zu regeln.

In diesem Zusammenhang ist darauf zu achten, dass im Gesellschaftsvertrag festzulegen ist, dass die Arbeit gleichmäßig auf die Gesellschafter verteilt ist. Ebenso muss bei der Durchführung von Sprechstundenzeiten, Hausbesuchen und Bereitschaftsdiensten beziehungsweise bei den Urlaubs- und Fortbildungszeiten eine Gleichmäßigkeit bestehen.

Grundsätzlich ist zu empfehlen, dass von der Gesellschaft eine Praxisinventarliste geführt und fortgeschrieben wird. Bei Neuanschaffungen sollte der jeweilige Kaufpreis von den Gesellschaftern entsprechend der Beteiligung am Gesellschaftsvermögen getragen werden. Kommt zwischen den Gesellschaftern keine Einigung über eine Neuinvestition zustande, so kann eine Entscheidung gemäß den Regelungen einer Patt-Situation bei einer Gesellschafterversammlung herbeigeführt werden oder ein Gesellschafter tätigt die Investition auf eigene Rechnung und bildet Sonderbetriebsvermögen. Vorsorglich sollten deshalb auch Listen des jeweiligen Sonderbetriebsvermögens geführt und fortgeschrieben werden.

Stellt ein Gesellschafter der Gesellschaft Apparate aus seinem Sonderbetriebsvermögen gegen Nutzungsentgelt zur Verfügung, so ist

A Einführung

darauf zu achten, dass gewerbliche Einnahmen vorliegen könnten, die von der Gesellschaft getrennt, also vollkommen unabhängig vereinnahmt werden. Die jeweilige Regelung ist vorher unbedingt mit dem Steuerberater abzustimmen.

B Vertragsmuster

Muster I Vertrag zur Gründung einer Gemeinschaftspraxis (Berufsausübungsgemeinschaft)

Muster II Schiedsgerichtsvereinbarung

Muster III Gesellschafterbeschluss zur Geschäftsführerbestellung

Muster I
Vertrag zur Gründung einer Gemeinschaftspraxis (Berufsausübungsgemeinschaft)

Vertrag zur Gründung einer Gemeinschaftspraxis (Berufsausübungsgemeinschaft)

zwischen

Dr. med. ....

Gesellschafter 1

und

Dr. med. ....

Gesellschafter 2

Präambel

Alternative I: Es besteht bislang lediglich eine Einzelpraxis, in die ein weiterer Gesellschafter eintritt und die dann als Gemeinschaftspraxis weiter betrieben wird. 1

Dr. med. .... betreibt in .... eine .... (z. B. internistische ....) Einzelpraxis. Durch den Eintritt des Dr. med. .... ab dem .... soll die Praxis als Gemeinschaftspraxis weiter betrieben werden. Der nachfolgende Vertrag regelt die Bedingungen, unter denen die Gesellschaft vor Ort geführt wird. Der Vertrag steht unter dem Vorbehalt der Genehmigung durch den Zulassungsausschuss der Ärzte und Krankenkassen.

2 *Alternative II: Es bestehen bislang zwei Einzelpraxen, die dann erstmals als Gemeinschaftspraxis weiter betrieben werden:*

Dr. med. .... und Dr. med. .... beabsichtigen, ihre bislang in .... betriebenen Praxen ab dem .... als Gemeinschaftspraxis weiterzuführen. Der nachfolgende Vertrag regelt die Bedingungen, unter denen die Gesellschaft vor Ort geführt wird. Der Vertrag steht unter dem Vorbehalt der Genehmigung durch den Zulassungsausschuss der Ärzte und Krankenkassen.

§ 1
Rechtsform, Zweck, Sitz

3 (1) Die Gesellschafter üben ihre vertrags- und privatärztliche Tätigkeit in einer ärztlichen Gemeinschaftspraxis in der Form einer Gesellschaft bürgerlichen Rechts (nachfolgend Gesellschaft) aus; sie führen die bisherige(n) Einzelpraxis (Einzelpraxen) fort.

4 (2) Die §§ 705 bis 740 BGB finden Anwendung, soweit sich aus diesem Vertrag nichts Abweichendes ergibt. § 708 BGB (Haftung des Gesellschafters wie bei Sorgfalt in eigenen Angelegenheiten) wird ausdrücklich abgedungen (Haftung nach objektivem Sorgfaltsbegriff).

(3) Die ärztliche Tätigkeit wird in .... sowie an anderen Orten ausgeübt, soweit dies rechtlich zulässig ist.

§ 2
Praxisschild

5 Auf dem Praxisschild, den Briefbogen und Stempeln usw. werden jeweils die Bezeichnungen geführt, die die Berufsordnung und gegebenenfalls das Vertragsarztrecht hierfür vorsehen.

§ 3
Gemeinsame Berufsausübung

6 (1) Die Gesellschafter verpflichten sich, in jeder Hinsicht vertrauensvoll und kollegial zusammen zu arbeiten und alles zu unterlassen, was den Interessen der Gesellschaft schaden könnte.

(2) Die Gesellschafter leisten einander konsiliarisch Hilfe und informieren sich über Entwicklungen im beruflichen Bereich. Diese Informationsverpflichtung erstreckt sich insbesondere auf sämtli-

che Erklärungen, die gegenüber den Zulassungsausschüssen, Krankenkassen und der Kassenärztlichen Vereinigung abgegeben werden.

(3) Die Gesellschafter haben bei ihrer ärztlichen Berufsausübung die Patientenakten ordnungsgemäß, nämlich vollständig, lesbar und nachvollziehbar zu führen und die Behandlungen umfassend zu dokumentieren. Sie haften untereinander für jede Fahrlässigkeit.

(4) Die Gesellschafter teilen sich die Managementaufgaben der Praxis und führen diese gemeinsam aus. Die Gesellschafter werden die Gemeinschaftspraxis auf künftige Neuerungen (zum Beispiel internes Qualitätsmanagement) einstellen, um den Verbleib der vertragsärztlichen Praxis mit ihrem Leistungsspektrum zu sichern. Aufgabe des Praxismanagements ist es insbesondere, die Ertragssituation durch Kostenoptimierung und die Praxisstrukturen zu verbessern.

§ 4
Behandlungsverträge, freie Arztwahl

(1) Die Behandlungsverträge mit den Patienten schließt die Gesellschaft ab. Soweit im Einzelfall der Abschluss von Behandlungsverträgen oder die Übernahme und Ausführung von Gutachtenaufträgen und Ähnlichem im Namen des einzelnen Gesellschafters geboten ist, handelt der Gesellschafter im Außenverhältnis im eigenen Namen, im Innenverhältnis jedoch auf Rechnung der Gesellschaft. Der handelnde Gesellschafter hat die Gesellschaft hierüber sofort, wenn möglich vorher, zu informieren.

(2) Bei der Ausführung der Behandlung werden die Gesellschafter dem Patienten die freie Arztwahl gewährleisten. Die Gesellschafter werden patientenbezogene Unterlagen an Dritte nur mit dem Einverständnis der Patienten weiterleiten. Die ärztliche Verschwiegenheitspflicht sowie der Datenschutz werden gewahrt.

(3) Sollten in der Person nur eines Gesellschafters die berufs- oder vertragsarztrechtlichen Genehmigungen für einzelne Behandlungstätigkeiten vorliegen, so werden diese Behandlungstätigkeiten ausschließlich von diesem Gesellschafter erledigt, s. Abs. 1 Satz 2.

§ 5
Sprechstundenzeiten, Notfalldienst

8 (1) Die Sprechstundenzeiten müssen der speziellen Praxissituation angepasst sein.

(2) Die Festlegung und Ankündigung erfolgt nach den einschlägigen berufsrechtlichen und vertragsärztlichen Vorschriften.

(3) Während der Sprechstundenzeiten muss jederzeit mindestens einer der Ärzte zur Verfügung stehen.

(4) Die Gesellschafter üben ihre Tätigkeit einvernehmlich aus, sodass mindestens ein Gesellschafter an fünf Arbeitstagen in der Woche in der Zeit zwischen:

Montag bis Donnerstag ...., Freitag .... anwesend ist.

9 (5) Soweit von der Gesellschaft ein ärztlicher Bereitschaftsdienst auf vertraglicher Grundlage wahrzunehmen ist, sind alle Gesellschafter zur Teilnahme verpflichtet.

§ 6
Arbeitseinteilung, Nebentätigkeit

10 (1) Die Gesellschafter sind verpflichtet, ihre Arbeitskraft der Praxis voll zur Verfügung zu stellen. Die Arbeitsbelastung soll gleichmäßig auf die Gesellschafter verteilt werden. Jeder Gesellschafter ist in seinem Arbeitsbereich persönlich für die Einhaltung aller rechtlichen Gebote und Verbote verantwortlich.

(2) Erreicht ein Gesellschafter das sechzigste Lebensjahr, so kann er verlangen, dass seine Arbeitsbelastung vermindert wird. Die wirtschaftlichen Belange der Praxis sind zu beachten.

(3) Die berufliche Weiterbildung erfolgt in zumutbarem Rahmen außerhalb der Praxiszeiten. § 16 bleibt unberührt.

(4) Nebentätigkeiten der Gesellschafter außerhalb der vereinbarten Praxiszeiten sind zulässig, sofern diese mit dem Praxisbetrieb vereinbar sind. Diese Nebentätigkeiten bedürfen jedoch der Zustimmung des anderen Gesellschafters. Die Zustimmung darf nur bei Vorliegen eines wichtigen Grundes verweigert werden. Dies gilt auch für die Übernahme einer ehrenamtlichen Tätigkeit in einer ärztlichen Standesorganisation oder in einem ärztlichen Berufsverband.

§ 7
Ärztliche Vertretung

(1) Bei Krankheit, Teilnahme an Fortbildungsveranstaltungen oder sonstiger unverschuldeter Arbeitsunfähigkeit sowie in sprechstundenfreien Zeiten für den Notfalldienst vertreten sich die Gesellschafter gegenseitig.

(2) Bei krankheitsbedingter Abwesenheit vertreten sich die Gesellschafter gegenseitig unentgeltlich bis zu einer Dauer von maximal .... Arbeitstagen pro Krankheitsfall. Dieses gilt für höchstens .... Krankheitstage eines Gesellschafters im Kalenderjahr, ab dem .... Krankheitstag ist die Vertretung für jeden weiteren Krankheitstag nicht mehr unentgeltlich, sondern wird entsprechend dem Vertreterhonorar vergütet.

(3) Dauert die Arbeitsunfähigkeit nach Absatz 2 länger als .... Tage pro Krankheitsfall, wird ab dem .... Krankheitstag dem vertretenden Gesellschafter ein Vertreterhonorar in Höhe von zur Zeit .... Euro pro Arbeitstag gezahlt.

Nach Ablauf von .... Krankheitstagen steht dem vertretenden Gesellschafter das Recht zu, die Bestellung eines Vertreters zu verlangen. Die Kosten der Vertretung trägt der Erkrankte.

(4) Die Gesellschafter sichern sich durch eine Krankentagegeld- sowie eine Praxisausfallversicherung ab, deren Leistung der Gesellschaft zukommt.

(5) Im Falle der Schwangerschaft einer Mitgesellschafterin verpflichten sich die Gesellschafter zur Herbeiführung einer interessengerechten Lösung für schwangerschafts- und/oder mutterschaftsbedingte Ausfälle der Mitgesellschafterin, sollte darunter die Belastung des Gesellschafters unangemessen hoch sein (analog der Regelungen im Krankheitsfall) oder die wirtschaftliche Situation der Praxis sich verschlechtern.

§ 8
Geschäftsführung, Vertretung

(1) Die Geschäftsführung und Vertretung der Praxis nach außen steht den Gesellschaftern gemeinschaftlich zu. Sie kann einem Gesellschafter (geschäftsführender Gesellschafter) übertragen werden. Die Führung der laufenden Geschäfte (Außenverhältnis)

bleibt hiervon unberührt. Laufende Geschäfte sind solche, die keine Dauerschuldverhältnisse betreffen und deren Wert im Einzelfall ……….. Euro nicht übersteigt.

(2) Die Vertretungsmacht entspricht der Geschäftsführungsbefugnis. Für alle Handlungen die über den Rahmen der gewöhnlichen Geschäfte hinausgehen, ist ein Beschluss der Gesellschafterversammlung erforderlich; hierzu gehören insbesondere:
- Abschluss, Änderung und Kündigung von Anstellungsverträgen mit Mitarbeitern,
- Kauf oder Verkauf von Grundstücken, Immobilien oder Teilen hiervon,
- Abschluss, Änderung oder Kündigung von sonstigen Dauerschuldverhältnissen,
- Anschaffung oder Veräußerung von aktivierungspflichtigen Vermögensgegenständen,
- Führung von Rechtsstreitigkeiten.

Investitionen können von jedem Gesellschafter auch in eigenem Namen und auf eigene Rechnung vorgenommen werden, die erworbenen Gegenstände werden im Sonderbetriebsvermögen ausgewiesen.

(3) Soweit bei unaufschiebbaren Geschäften im Rahmen von Abs. 2 die Gemeinschaftspraxis allein verpflichtet wurde, werden die anderen Gesellschafter unverzüglich unterrichtet. Das Geschäft gilt als genehmigt, wenn der andere Gesellschafter nicht innerhalb von acht Tagen dem Geschäft schriftlich widerspricht. Durch schriftlichen Beschluss kann bei bestimmten Rechtsgeschäften vereinbart werden, dass ein Gesellschafter oder ein Mitarbeiter für die Gesellschaft allein handeln bzw. diese vertreten kann.

(4) Kann eine notwendige Entscheidung von den Gesellschaftern mangels Einigung nicht herbeigeführt werden, so entscheidet dies verbindlich für die Gesellschafter ein von den Gesellschaftern zu benennender Sachverständiger. Wird keine Einigung über die Wahl des Sachverständigen erzielt, so ernennt diesen der Präsident der Landesärztekammer.

§ 9
Haftung der Gesellschafter

(1) Für Schadensersatzansprüche wegen einer in Ausübung der ärztlichen Tätigkeit begangenen unerlaubten Handlung oder sonstigen Schädigung Dritter haftet jeder Gesellschafter im Innenverhältnis allein, soweit er den Schaden verursacht hat und der Schaden nicht durch die Berufshaftpflichtversicherung gedeckt wird. Bei mehrseitiger Verursachung sind die Gesellschafter im Verhältnis zueinander nach dem Grad der jeweiligen Verursachung zum Ausgleich verpflichtet. Im Zweifelsfalle legt ein Sachverständiger als Schiedsgutachter den Grad der Verursachung fest. § 1 Abs. 2 bleibt unberührt. Für alle Verbindlichkeiten der Gesellschaft haften die Gesellschafter im Außenverhältnis als Gesamtschuldner. Die Gesellschafter sind jedoch im Innenverhältnis nach dem Grad des jeweiligen Verschuldens zum Ausgleich verpflichtet. § 1 Absatz 2 bleibt unberührt.

(2) Die Gesellschafter treten nicht in der jeweiligen Altverbindlichkeit der vorherigen Praxis/Praxen ein.

(3) Jeder Gesellschafter ist im straf-, disziplinar- und standesrechtlichen Verfahren allein verantwortlich.

(4) Die Gesellschafter schließen für sich selbst sowie für alle ärztlichen und nichtärztlichen Mitarbeiter eine Berufshaftpflichtversicherung mit einer berufsüblichen angemessenen Deckungssumme einschließlich Nebentätigkeiten ab. Die Angemessenheit der Deckungssummen wird von den Gesellschaftern regelmäßig überprüft. Die Kosten der Haftpflichtversicherung trägt die Gesellschaft.

§ 10
Verträge der Gesellschaft

(1) Alleiniger Vertragspartner mit Dritten ist die Gesellschaft.

(2) *Alternative I: Es besteht bislang lediglich eine Einzelpraxis, in die ein weiterer Gesellschafter eintritt und die dann als Gemeinschaftspraxis weiter betrieben wird:*

Gesellschafter 2 tritt in die bestehenden Verträge der Einzelpraxis ein, die Verträge sind als Anlage diesem Vertrag beigefügt und den Gesellschaftern bekannt. Das Einverständnis der jeweiligen Dritten

B Vertragsmuster

ist einzuholen. Die Haftung für Verbindlichkeiten aus den Verträgen richtet sich nach § 9 dieses Vertrages.

Oder:

Alternative II: Es bestehen bislang zwei Einzelpraxen, die dann erstmals als Gemeinschaftspraxis weiter betrieben werden:

21 (2) Die Gesellschaft führt die laufenden Verträge der früheren Einzelpraxis von Gesellschafter 1 (oder 2) fort, die Verträge sind als Anlage diesem Vertrag beigefügt und den Gesellschaftern bekannt. Das Einverständnis der jeweiligen Dritten ist einzuholen. Die Haftung für Verbindlichkeiten aus den Verträgen richtet sich nach § 9 dieses Vertrages.

§ 11
Einlagen, Beteiligung

22 (1) Gesellschafter 2 hat bei Gründung der Gesellschaft keine Einlage zu leisten; er stellt der Gesellschaft seine Arbeitskraft zur Verfügung.

(2) Gesellschafter 2 ist am Gesellschaftsvermögen und im Innenverhältnis an den Verbindlichkeiten der Gesellschaft nicht beteiligt. Von dieser Einschränkung unberührt sind Ansprüche oder Verpflichtungen von Gesellschafter 2 auf seinen persönlichen Konten, wie Entnahme-/Einlagekonten, Gewinn-/Verlustkonten.

(3) Wenn die Gesellschaft Investitionen im Rahmen des Sachanlagevermögens tätigt, hat sie dafür Sorge zu tragen, dass Gesellschafter 2 bei einer Kreditaufnahme nicht verpflichtet wird.

(4) Die Beteiligung der Gesellschafter am gemeinschaftlichen Vermögen der Gesellschaft wird vom gemeinsamen Steuerberater in fortzuführenden Kapitalkonten festgehalten. Im Einzelnen werden buchhaltungstechnisch für jeden Gesellschafter folgende steuerliche und gesellschaftsrechtliche Kapitalkonten eingerichtet:
– ein Festkapitalkonto,
– ein bewegliches Kapitalkonto, auf dem die Gewinne und Verluste erfasst werden und
– ein Darlehenskonto.

Muster I Vertrag zur Gründung einer Gemeinschaftspraxis
(Berufsausübungsgemeinschaft)

Die Gesellschafter sind sich einig, dass eine nur auf dem steuerlichen Kapitalkonto erscheinende Unterdeckung bei Ausscheiden eines Gesellschafters nicht auszugleichen ist.

§ 12
Anschaffung von Kraftfahrzeugen

Kraftfahrzeuge stehen im Sonderbetriebsvermögen des einzelnen Gesellschafters. Die Kosten für Anschaffung, Unterhalt, Reparaturen, Kfz-Versicherung etc. gehen zu Lasten des jeweiligen Gesellschafters.

§ 13
Personal

(1) Ärztliche und nichtärztliche Mitarbeiter der Praxis werden durch Gesellschafterbeschluss eingestellt und gekündigt.

(2) Der Einsatz der Mitarbeiter in der Praxis wird durch Gesellschafterbeschluss geregelt.

(3) Ob ein wichtiger Grund zur fristlosen Kündigung eines Mitarbeiters vorliegt, entscheiden die Gesellschafter einstimmig. Kommt ein Einvernehmen über das Vorliegen eines wichtigen Kündigungsgrundes nicht zustande, ist auf Wunsch nur eines Gesellschafters eine ordentliche Kündigung auszusprechen.

(4) Die Betreuung eines in einer Praxis beschäftigten Famulus, Vorbereitungs- oder Weiterbildungsassistenten, obliegt grundsätzlich beiden Gesellschaftern. Sie sind bei Vorliegen der entsprechenden berufsrechtlichen Voraussetzungen verpflichtet, die erforderlichen Genehmigungen bzw. Weiterbildungsermächtigungen bei der zuständigen Stelle für sich zu beantragen.

§ 14
Geschäftsjahr, Buchführung, Rechnungsabschluss, Konten

(1) Geschäftsjahr der Gesellschaft ist das Kalenderjahr.

(2) Alle Einnahmen und Ausgaben der Gesellschaft sind in einer geordneten Buchführung laufend aufzuzeichnen. Ferner sind alle Belege geordnet aufzubewahren.

B Vertragsmuster

26 Innerhalb von 6 Monaten nach Abschluss eines Geschäftsjahres ist für das abgelaufene Geschäftsjahr ein Rechnungsabschluss anzufertigen und festzustellen, aus dem sich der Saldo zwischen Einnahmen und Ausgaben – Gewinn oder Verlust – ergibt. Die bisherigen Ansatz- und Bewertungsgrundsätze der vorherigen Gesellschaft werden fortgeführt.

Die Gesellschaft wird mit der Buchführung und der Erstellung des Rechnungsabschlusses gemäß Absatz 2 einen Angehörigen der steuerberatenden Berufe beauftragen. Dieser stellt die Gewinnermittlung der Gesellschaft auf, die dann von der Gesellschafterversammlung festzustellen ist.

(3) Jeder Gesellschafter hat das Recht, in sämtliche Bücher und Geschäftsunterlagen der Gesellschaft Einsicht zu nehmen oder eine Person seines Vertrauens, die berufsrechtlich zur Verschwiegenheit verpflichtet ist, Einsicht nehmen zu lassen.

27 (4) Zu den Ausgaben, bzw. den Aufwendungen der Gesellschaft gehören insbesondere

a) Aufwendungen für die Anschaffung von ärztlichem Bedarf,

b) Gehälter und Sozialabgaben für das Personal,

c) Aufwendungen für die Reparatur und Wartung der Praxiseinrichtung und der Maschinen und Geräte,

d) Aufwendungen für Miete, Energie, Strom- und Wasserversorgung der Praxisräume,

e) Aufwendungen für Bürobedarf, Telefon, Porto u. ä.,

f) Aufwendungen für Steuer- und Rechtsberatung,

g) Aufwendungen für wissenschaftliche Literatur, wenn und soweit die Anschaffung im Einvernehmen der Partner beschlossen wurde,

h) Ausgaben für Zeitschriften und Wartezimmerlektüre,

i) Aufwendungen für Versicherungen (Berufshaftpflicht, Diebstahl, Glas, Einbruch, Wasserschäden u. ä.),

j) Abschreibungen auf immaterielle Vermögensgegenstände des Anlagevermögens und Sachanlagen, Leasinggebühren für Praxisgeräte und -inventar, auch soweit die Verträge bereits durch die Einzelpraxis / die Gesellschaft vor ihrer Erweiterung abgeschlossen wurden,

Muster I Vertrag zur Gründung einer Gemeinschaftspraxis (Berufsausübungsgemeinschaft)

k) Zinsen für Investitions- und Dispositionskredite sowie Nebenkosten des Geldverkehrs.

(5) Die Aufwendungen des von dem jeweiligen Gesellschafter genutzten Fahrzeuges sind zur Klarstellung von dem Verursacher im Rahmen seiner Sonderbetriebsausgaben selbst zu tragen, auch wenn sie für die Gesellschaft angefallen sind.

(6) Zur Kategorie der Sonderbetriebsausgaben zählen auch Fortbildungsaufwendungen der Gesellschafter.

(7) Die Beiträge zum ärztlichen Versorgungswerk (Altersversorgung) sind keine gemeinsamen Praxisaufwendungen, sondern von jedem Gesellschafter persönlich zu tragen.

(8) Der Gesellschaft stehen alle Einnahmen aus der gemeinsamen, privat- und vertragsärztlichen sowie gutachterlichen Tätigkeit und der Tätigkeit aus dem Notfalldienst zu. Das Gleiche gilt für Honorare aus wissenschaftlicher, schriftstellerischer oder Vortragstätigkeit.

Alternativ

(8) Der Gesellschaft stehen alle Einnahmen aus der gemeinsamen, privat- und vertragsärztlichen sowie gutachterlichen Tätigkeit und der Tätigkeit aus dem Notfalldienst zu. Honorare aus wissenschaftlicher, schriftstellerischer oder Vortragstätigkeit stehen jedem Gesellschafter allein zu, wenn durch die im Rahmen dieser Einnahmen ausgeübten Tätigkeiten keine wesentlichen Einschränkungen der Leistungen des jeweiligen Gesellschafters in der Gesellschaft eintreten.

(9) Die bisherigen Konten von Gesellschafter 1 werden fortgeführt, über diese Konten werden die von ihm bis zum .... begründeten Forderungen eingezogen. Für die Gesellschaft werden zum .... neue Konten eingerichtet, für die neuen Konten sind beide Gesellschafter zeichnungsberechtigt. Sämtliche die Gesellschaft betreffenden Zahlungen (Einnahmen und Ausgaben) haben über Konten der Gesellschaft zu erfolgen.

(10) Wegen der sich abzeichnenden Tendenz der Gewerblichkeit der umsatzsteuerpflichtigen Leistungen werden diese Einkünfte auf ein gesondertes Gesellschaftskonto vereinnahmt.

§ 15
Beteiligung am Ergebnis, Entnahmen

31 (1) Als Ausgleich für ihre Tätigkeit in Wahrnehmung der ihnen Tätigkeit der ihnen sowohl bei der Erfüllung des Zwecks als auch bei der Führung des Unternehmens der Gesellschaft obliegenden Aufgaben sind die Gesellschafter in Höhe der ersten .... EUR (in Worten .... Euro) im gleichen Verhältnis am Gewinn und Verlust der Gesellschaft beteiligt. Mit dieser Gewinnbeteiligung ist bereits der ideelle Gewinnanteil von Gesellschafter 2 abgegolten. Die weitere Beteiligung an Gewinn und Verlust richtet sich nach der jeweiligen Vermögensbeteiligung.

(2) Soweit der Gewinnanteil von Gesellschafter 2 nicht mindestens .... EUR (in Worten .... Euro) p.a. ausmacht, steht ihm dieser Betrag als Mindestanspruch zu. Dies gilt aber nur solange, wie der Gesamtgewinn der Gesellschaft p.a. .... EUR und mehr beträgt. Liegt der Gesamtgewinn der Gesellschaft p.a. unter .... EUR, findet eine gleichmäßige Verteilung des Gewinns unter den Gesellschaftern statt.

(3) Die Gesellschaftern sind berechtigt, folgende monatliche Vorabentnahmen auf ihre Gewinnanteile zu entnehmen, soweit dadurch die Liquidität der Gesellschaft nicht beeinträchtigt wird: Gesellschafter 1 .... EUR und Gesellschafter 2 .... EUR. Eine Änderung erfolgt durch einvernehmlichen Gesellschafterbeschluss.

(4) Über Entnahmen und Einlagen werden Kapitalkonten geführt; diese werden nicht verzinst. Bei der Feststellung des Gewinns werden die Ansatz- und Bewertungsgrundsätze der bisherigen Praxis des Gesellschafters 1 beibehalten.

(5) Überschreiten die Entnahmen der Gesellschafter den festgestellten Jahresgewinn, so haben sie die zuviel entnommenen Beträge bis spätestens zum 30.09. des folgenden Jahres zurückzuzahlen.

(6) Persönliche Abgaben und Steuern, Steuervorauszahlungen sowie Steuernachzahlungen zahlen die Gesellschafter aus ihrem eigenen Vermögen.

(7) Die Gesellschafter verpflichten sich, die Praxiseinrichtung pfleglich zu behandeln, sowie auf dem neuesten Stand zu halten.

Neuanschaffungen müssen im Rahmen des Praxisablaufs medizinisch sinnvoll und finanziell vertretbar sein. Sie werden bis auf Weiteres von Gesellschafter 1 finanziert.

§ 16
Urlaub, Fortbildung

(1) Jedem Gesellschafter stehen jährlich 30 Werktage (bei jeweils 5 Tage pro Woche) Erholungsurlaub zu. Die Urlaubstermine bedürfen der gegenseitigen Absprache.

(2) Der Einzelurlaub darf nur im Einvernehmen der Gesellschafter mehr als vier Wochen betragen.

(3) Etwaig ausstehender Urlaub kann nicht in das nachfolgende Kalenderjahr übernommen werden.

Alternativ:

(3) Nicht genommener Urlaub eines Kalenderjahres verfällt, es sei denn, betriebsbedingte Gründe haben die Nichtinanspruchnahme verursacht. In diesem Fall können maximal 10 Urlaubstage in das folgende Kalenderjahr übertragen werden. Dieser Urlaub ist ohne Ausnahme bis zum 31. März zu nehmen. Auf Verlangen kann nicht genommener Urlaub mit dem jeweiligen Satz, den ein Vertreter kosten würde, pro Arbeitstag als Vorabgewinn erstattet werden.

(4) Jeder Gesellschafter ist berechtigt, pro Jahr an zehn Werktagen ohne Anrechnung von Urlaubstagen Fortbildungsveranstaltungen zu besuchen. Die Teilnahme an Fortbildungsveranstaltungen und Fachtagungen bedarf der gegenseitigen Abstimmung.

(5) Über Fehltage (Urlaub, Krankheit) ist laufend Buch zu führen.

§ 17
Krankheit, Berufsunfähigkeit

(1) Ist ein Gesellschafter durch Krankheit oder andere in seiner Person begründeten Umstände gehindert, seine Tätigkeit für die Gesellschaft auszuüben, so hat der andere Gesellschafter nach einer zweiwöchigen Verhinderung insgesamt einen Entschädigungsanspruch gegenüber dem erkrankten Gesellschafter in Höhe eines Gesamtgewinnvorabs von .... EUR (in Worten: .... EURO)

B Vertragsmuster

pro weiteren Arbeitstag, für welchen die Verhinderung des erkrankten Gesellschafters fortbesteht.

(2) Dieses zusätzliche Entgelt für den vertretenden Gesellschafter fällt bereits an, wenn in einem Kalenderjahr der erkrankte Gesellschafter mehr als zwei Wochen – 10 Arbeitstage – an einer Ausübung seiner Tätigkeit gehindert war, wobei einzelne Tage innerhalb eines Kalenderjahres zusammenzuzählen sind. Der erkrankte Gesellschafter kann beantragen, dass ein Zeitraum von max. 4 Wochen seiner Verhinderung auf den Jahresurlaub anzurechnen ist, wenn und soweit noch ein Anspruch auf Jahresurlaub besteht.

(3) Ist nach einem zusammenhängenden Zeitraum von 2 Monaten seit der Verhinderung der erkrankte Gesellschafter nicht in der Lage, seine Tätigkeit für die Gesellschaft auszuüben, entfallen die arbeitstäglichen Entschädigungsansprüche des tätigen Gesellschafters und der Gewinnanspruch der erkrankten Gesellschafters diesen zwei Monaten um 50 vom Hundert bis zur Aufnahme seiner Tätigkeit gemindert. Die Errechnung der Ansprüche erfolgt unter Berücksichtigung einer zeitanteiligen Umrechnung des jeweiligen Jahresgewinns.

35 (4) Dauert die Verhinderung – gleich aus welchen Gründen – länger als 6 Monate innerhalb eines Zeitraumes von 12 Monaten an, ist der erkrankte Gesellschafter durch zwei Gutachter, die von dem Präsidenten der Ärztekammer .... zu bestellen sind, daraufhin zu untersuchen, ob eine dauernde Berufs- oder Erwerbsunfähigkeit von mehr als .... vom Hundert vorliegt. Ist dies der Fall, so scheidet der erkrankte Gesellschafter rückwirkend auf den Tag des Ablaufs der Frist von 6 Monaten seit Beginn der Verhinderung aus der Gesellschaft aus.

(5) Kommen die Gutachter zu dem Ergebnis, dass während eines Zeitraumes von weiteren 6 Monaten die Verhinderung entfallen wird, bzw. die Berufs- oder Erwerbsunfähigkeit unter .... vom Hundert innerhalb dieses Zeitraumes absinken und damit eine Aufnahme der vollen Tätigkeit gewährleistet sein wird, so ruht während dieses Zeitraumes jeder Gewinnanspruch der erkrankten Gesellschafters. Andernfalls scheidet der erkrankte Gesellschafter aus der Gesellschaft unter Maßgabe der Abfindungsregelung dieses Vertrages aus.

Muster I Vertrag zur Gründung einer Gemeinschaftspraxis (Berufsausübungsgemeinschaft)

(6) Kommen die Gutachter nicht zu einem einstimmigen Ergebnis, so ist durch den Präsidenten der Ärztekammer .... ein Obergutachter zu bestellen, dessen Gutachten für alle Teile verbindlich ist.

(7) Die Gesellschafter werden sich auf eigene Kosten durch Krankentagegeld- und Berufsunfähigkeitsversicherungen absichern.

§ 18
Vertragsdauer, Kündigung

(1) Der Vertrag wird bis zum .... fest abgeschlossen; er verlängert sich jeweils um ein Jahr, soweit nicht drei Monate vor Ablauf der jeweiligen Frist eine Kündigung erfolgt. Die Kündigung bedarf der Schriftform.

36

(2) Kündigt einer der Gesellschafter die Gesellschaft innerhalb von 2 Jahren seit Beginn der Gesellschaft, scheidet Gesellschafter 2 aus der Gesellschaft aus. Danach scheidet der jeweils kündigende Gesellschafter aus der Gesellschaft aus. Gesellschafter 1 kann sich das Recht vorbehalten, selbst aus der Gesellschaft auszuscheiden. Für diesen Fall steht Gesellschafter 2 das Recht der unverzüglichen Anschlusskündigung zu.

37

(3) Die Kündigung zum Ausschluss eines Gesellschafters aus wichtigem Grund ist fristlos möglich, bedarf aber ebenfalls der Schriftform. Ein wichtiger Grund ist insbesondere in folgenden Fällen gegeben:

a) Wenn einer der Gesellschafter seine Berufszulassung verliert;

b) wenn über das Vermögen eines Gesellschafters das gerichtliche Insolvenzverfahren eröffnet wird oder dessen Ablehnung mangels Masse beschlossen wird. In diesem Fall hat der betroffene Gesellschafter jedoch das Recht, innerhalb einer Frist von drei Monaten seit Rechtskraft des entsprechenden Beschlusses eine schriftliche Bestätigung des betreibenden Gläubigers beizubringen, wonach aus der angeordneten Maßnahme Rechte gegen den betreffenden Gesellschafter nicht mehr hergeleitet werden. Wird diese Bestätigung fristgemäß beigebracht, so entfällt der wichtige Grund;

c) wenn ein Gesellschafter die eidesstattliche Versicherung gemäß § 807 ZPO abgibt oder zur Erzwingung der Abgabe der eidesstattlichen Versicherung Haft angeordnet wird, Buchstabe b. Satz 3 gilt entsprechend;

d) wenn ein Gesellschafter über seinen Anteil ohne Zustimmung des oder der weiteren Gesellschafter verfügt.

(4) Im Falle des Todes von Gesellschafter 2 bleibt der Anspruch auf anteiligen Gewinn für 2 Wochen für die Erben bestehen, wenn die Zwei-Wochen-Frist nicht bereits aus Absatz 1 dieser Bestimmung verstrichen ist.

§ 19
Ausscheidensregelungen, Abfindung

38 (1) Im Falle des Todes oder des Ausscheidens von Gesellschafter 2 wird die Gesellschaft von Gesellschafter 1 fortgesetzt. Gesellschafter 2 oder dessen Erben erhalten werden entsprechend nach Maßgabe einer Abfindungsbilanz abgefunden. Sie nehmen am Gewinn des zur Zeit seines Ausscheidens laufenden Geschäftsjahres zeitanteilig teil. Außerdem besteht ein Anspruch auf Auszahlung der in der Vergangenheit nicht entnommenen Gewinnanteile. Eine ausstehende Einlage oder Vorabauszahlung vermindert das Abfindungsguthaben bzw. begründet eine Zahlungsverpflichtung. Weiter besteht ein Anspruch in Höhe der Beteiligung am Gesellschaftsvermögen, ein ideeller Wertausgleich findet entsprechend § 15 Abs. 1 nicht statt. Gesellschafter 2 oder dessen Erben stehen zudem die in seinem Sonderbetriebsvermögen stehenden Gegenstände zu.

(2) Scheidet Gesellschafter 2 aus der Gesellschaft aus, so ist er mit dem Tag seines Ausscheidens zum Verzicht auf den von ihm besetzten Vertragsarztsitz verpflichtet. Bei Kündigung und Aufgabe der vertragsärztlichen Tätigkeit im Planungsgebiet .... verpflichtet sich der ausscheidende Gesellschafter, alle notwendigen Erklärungen zum Erhalt des Vertragsarztsitzes am Ort der Praxis abzugeben. Dies gilt insbesondere für Erklärungen gegenüber der Zulassungsstelle .... Der ausscheidende Gesellschafter genehmigt alle notwendigen Erklärungen gegenüber dem Zulassungsausschuss .... durch den verbleibenden Gesellschafter und/ oder den neuen Gesellschafter. Diese Erklärung wird wechselseitig angenommen.

(3) Für den Verzicht auf die Zulassung erhält Gesellschafter 2 den Verkaufspreis aus dem Kaufvertrag, auf den sich einvernehmlich die Gesellschafter 1 und 2 mit dem neuen Gesellschafter unter der aufschiebenden Bedingung, Erteilung der Zulassung an den neuen

Gesellschafter, einigen. Der verbleibende Gesellschafter 1 ist in diesem Fall nicht zu Ausgleichszahlungen verpflichtet. Im Streitfall bewertet ein von der Ärztekammer ernannter Sachverständiger zur Bewertung von Arztpraxen diesen Abfindungsanspruch.

(4) Im Falle des Ausscheidens von Gesellschafter 1 wird die Gesellschaft liquidiert, wenn Gesellschafter 2 nicht innerhalb von 3 Monaten nach Kenntnis des Todeszeitpunktes erklärt, dass er die Gesellschaft fortführen will. Die Abfindung von Gesellschafter 2 richtet sich nach den Regelungen des Abs. 1, Abs. 2 und 3 gelten in diesem Fall nicht.

(5) Wird die Gesellschaft durch Gesellschafter 2 fortgesetzt, so kann diese über den frei gewordenen Vertragsarztsitz im Rahmen der vertragsärztlichen Bestimmungen verfügen. Gesellschafter 1 bzw. dessen Erben werden nach der Maßgabe einer Abfindungsbilanz abgefunden. Die Aufstellung der Abfindungsbilanz erfolgt nach den Ertragswertgrundsätzen, die in den Grundsätzen zur Durchführung von Unternehmensbewertungen im Familien- und Erbrecht und für die Bewertung kleinerer und mittlerer Unternehmen (IDW HFA 2/1983, HFA 2/1995, ES 1) beschrieben sind. Der danach prognostizierte nachhaltig entnehmbare Überschuss wird für 4 Jahre in Ansatz gebracht, weil sich danach die ideellen und materiellen Vorleistungen des Ausscheidenden zum größten Teil verflüchtigt haben. Der so ermittelte Wert muss unter Einbeziehung alternativer Möglichkeiten der Einkommenserzielung um einen Unternehmerlohn in Höhe einer vergleichbaren Tätigkeit gekürzt werden.

(6) Das Abfindungsguthaben nach Abs. 5 ist unverzüglich in drei gleichen Halbjahresraten auszuzahlen, erstmals sechs Monate nach dem Ausscheiden.

(7) Weitere Ansprüche eines ausscheidenden Gesellschafters, insbesondere auf Freistellung von Verbindlichkeiten an schwebenden Geschäften oder sonstigen Verpflichtungen aus der gemeinsamen Tätigkeit bestehen nicht.

(8) Die Regelungen zur Abfindung werden von den Gesellschaftern laufend überprüft und bei Änderung der Beteiligungsverhältnisse angepasst.

§ 20
Wettbewerbsverbot

39 Scheidet Gesellschafter 2 aus der Gesellschaft aus, so ist er verpflichtet, sich nicht innerhalb der nächsten zwei Jahre nach seinem Ausscheiden in einem Radius von fünf Kilometer (Luftlinie), gemessen vom Standort der Praxis, niederzulassen oder eine vergleichbare Tätigkeit auszuüben. Im Fall der Zuwiderhandlung zahlt der ausgeschiedene Gesellschafter einen Betrag in Höhe von .... Euro pro Jahr .... der Verbotszeit, also insgesamt einen Höchstbetrag in Höhe von .... Euro.

§ 21
Aufnahme weiterer Gesellschafter

40 Die Gesellschaft kann weitere Ärzte aufnehmen. Über die Aufnahme neuer Gesellschafter und über die Aufnahmebedingungen entscheiden die Gesellschafter einstimmig durch Beschluss.

§ 22
Gesellschafterbeschlüsse

41 (1) Gesellschafterbeschlüsse werden mit einfacher Mehrheit der abgegebenen Stimmen gefasst, soweit nicht das Gesetz oder dieser Vertrag eine andere Mehrheit vorschreiben.

(2) Gesellschafter 1 verfügt über zwei, Gesellschafter 2 über eine Stimme. Beschlüsse über Änderungen des Gesellschaftsvertrages, die Aufnahme bzw. Ergebnisbeteiligung weiterer Gesellschafter und die Auflösung der Gesellschaft bedürfen der Einstimmigkeit.

(3) Sämtliche Gesellschafterbeschlüsse sind zu protokollieren und von den bei der Beschlussfassung anwesenden Gesellschaftern innerhalb von sieben Tagen zu unterzeichnen.

(4) Die Anfechtung von Gesellschafterbeschlüssen durch Klageerhebung ist nur innerhalb einer Frist von einem Monat nach Zugang des Beschlussprotokolls zulässig.

§ 23
Gesellschafterversammlung

42 (1) Eine ordentliche Gesellschafterversammlung findet jährlich innerhalb von zwei Monaten nach Aufstellung der Gewinnermitt-

lung für das abgelaufene Jahr statt. Darüber hinaus sind außerordentliche Versammlungen einzuberufen, wenn dies im Interesse der Gesellschaft erforderlich ist. Zu ihrer Einberufung sind beide Gesellschafter berechtigt.

(2) Die Einberufung erfolgt durch einen Gesellschafter mittels eingeschriebenen Briefes unter Einhaltung einer Frist von zwei Wochen und der Mitteilung der Tagesordnung.

(3) Versammlungsort ist der Sitz der Gesellschaft, falls die Gesellschafter nicht einvernehmlich einen anderen Ort bestimmen. Den Vorsitz in der Versammlung führt der älteste Gesellschafter.

(4) Die Gesellschafterversammlung ist beschlussfähig, wenn beide Gesellschafter anwesend sind. Ist die Gesellschafterversammlung nicht beschlussfähig, kann mit einer Ladungsfrist von einer Woche eine neue Gesellschafterversammlung einberufen werden, die ohne Rücksicht auf die Zahl der anwesenden Gesellschafter beschlussfähig ist.

(5) Jeder Gesellschafter kann sich in der Gesellschafterversammlung durch einen Angehörigen der wirtschaftsprüfenden, rechts- oder steuerberatenden Berufe vertreten lassen. Die Vollmacht zur Vertretung bedarf der Schriftform.

§ 24
Vertragsbruch, Schadensersatz

(1) Soweit nichts anderes bestimmt ist, sind bei Verletzungen des Vertrages die anderen Gesellschafter so zu stellen, als wäre das schädigende Ereignis nicht eingetreten.

(2) Über die Schadenshöhe soll bei medizinischen Schadensereignissen im Zweifel ein von der Ärztekammer .... bestellter Gutachter, in allen anderen Fällen ein vom Berufsverband .... bestellter Gutachter einen Entscheidungsvorschlag unterbreiten. Der Verband kann diese Aufgabe einem Sachverständigen übertragen.

(3) Die Kosten und die Verteilung auf die Gesellschafter setzt der Gutachter nach billigem Ermessen fest.

§ 25
Schlichtungsklausel, Schiedsgerichtsvereinbarung

44 (1) Bei Meinungsverschiedenheiten über die Geltung oder die Auslegung dieses Vertrages, seiner Bestandteile und seiner Anlagen bei Vertragsverletzungen aller Art wird ein kollegiales Schlichtungsverfahren durchgeführt.

(2) Die Gesellschafter einigen sich auf einen ärztlichen Schlichter ihres Gebietes, der im Falle der fehlenden Einigung durch den Präsidenten der Ärztekammer .... benannt wird. Spätestens nach 14 Tagen (Zugang der Abmahnung durch den betroffenen Gesellschafter an den anderen mittels eingeschriebenen Brief) ist um die Benennung eines Schlichters nachzusuchen. Die Schlichtung soll innerhalb von vier Wochen nach ihrer Beantragung abgeschlossen sein. Die Verfahrenskosten tragen die Gesellschafter anteilig.

(3) Im Falle des Scheiterns des Schlichtungsbemühens entscheidet auf Antrag eines Gesellschafters ein Schiedsgericht unter Ausschluss des ordentlichen Rechtsweges endgültig. Das Verfahren richtet sich nach der getroffenen Schiedsgerichtsvereinbarung (Anlage I).

(4) Das Schiedsgericht wird für sämtliche Streitfälle vereinbart – auch für den Fall, dass über die Gültigkeit der Schiedsgerichtsvereinbarung gestritten wird.

§ 26
Schriftform, Vertragsgültigkeit

45 (1) Etwaige Änderungen, Ergänzungen oder Berichtigungen dieses Vertrages bedürfen zu ihrer Gültigkeit der Schriftform. Dies gilt auch für die Abbedingung der Schriftform.

(2) Sollten einzelne Bestimmungen dieses Vertrages nichtig oder unwirksam sein oder werden, so wird die Gültigkeit des Vertrages im Übrigen hiervon nicht berührt.

(3) Die Gesellschafter verpflichten sich, etwaige nichtige oder undurchführbare Vertragsbestimmungen durch solche zu ersetzen oder zu ergänzen, die sie bei Kenntnis des Mangels und unter Berücksichtigung des Vertragszwecks und der Vertragstreue vereinbart hätten.

(4) Die Vertragsparteien erhalten jeweils eine Ausfertigung des Vertrages.

(5) Die Kosten des Vertrages in Höhe von .... trägt die Gesellschaft.

............, den ....

....

Dr. med. .... Dr. med. ....

(Gesellschafter 1) (Gesellschafter 2)

Muster II
Schiedsgerichtsvereinbarung

[Für 3 Gesellschafter – Bei nur zwei Gesellschaftern ist die Schiedsgerichtsvereinbarung dementsprechend anzupassen]

Schiedsgerichtsvereinbarung

Dr. med. ....

-Gesellschafter 1-

und

Dr. med. ....

-Gesellschafter 2-

und

Dr. med. ....

-Gesellschafter 3-

vereinbaren gemäß § 25 Abs. 3 des Gesellschaftsvertrages folgende

Schiedsgerichtsvereinbarung

§ 1

Das Schiedsgericht setzt sich aus vier Personen zusammen, nämlich einem Vorsitzenden und drei Schiedsrichtern. Es entscheidet innerhalb von drei Monaten ab Anrufung unter Ausschluss des ordentlichen Rechtsweges.

§ 2

Im Streitfall ernennen die Gesellschafter je einen Schiedsrichter. Den Vorsitzenden ernennt die Ärztekammer .... auf Antrag eines Schiedsrichters oder eines Gesellschafters.

§ 3

Der das Schiedsgericht anrufende Gesellschafter hat den anderen Gesellschaftern seinen Schiedsrichter schriftlich mit der Darlegung seines Anspruchs zu nennen und sie aufzufordern, binnen einer Frist von 2 Wochen ihrerseits einen Schiedsrichter zu benennen. Wird von den anderen Gesellschaftern innerhalb der 2-Wochen-Frist ein Schiedsrichter nicht ernannt, so ernennt diese Schiedsrichter auf Antrag des das Schiedsverfahren einleitenden Gesellschafters die Ärztekammer ....

§ 4

Die Schiedsrichter dürfen nicht in einem Abhängigkeitsverhältnis zu den Gesellschaftern stehen.

§ 5

Die Gesellschafter erkennen das Schiedsgericht für alle Streitfälle aus dem obigen Gesellschaftsvertrag an.

§ 6

Das Schiedsgericht bestimmt das Verfahren unter Beachtung der Regelungen des Schiedsvertrages nach eigenem Ermessen in Anlehnung an die Vorschriften der ZPO. Der Vorsitzende des Schiedsgerichts sorgt für eine unverzügliche Durchführung des Verfahrens, um spätestens 3 Monate nach Anrufung des Schiedsgerichts zu einem Schiedsspruch zu gelangen. Der Vorsitzende darf nach seinem Ermessen die zur Erledigung des Rechtsstreits erforderlichen Maßnahmen für Rechnung der Schiedsparteien veranlassen und bezahlen.

Die Parteien haben dem Schiedsgericht einen Vorschuss nach Vorlage einer Vorschussrechnung zu zahlen. Die Vorschüsse können jederzeit angemessen erhöht werden. Die Niederlegung eines Schiedsspruchs erfolgt erst, wenn sämtliche Kosten bezahlt sind.

§ 7

Das Schiedsgericht darf im Namen und für Rechnung der Schiedsparteien Zeugen laden und Sachverständige beauftragen. Wegen der dadurch entstehenden Kosten soll der Vorsitzende zuvor mit den Gesellschaftern Kontakt aufnehmen.

§ 8

Das Schiedsgericht tagt im Gebäude der Ärztekammer .... Ladungen zu einem Verhandlungstermin sind durch Übergabe-Einschreiben, sonstige Mitteilungen an die Gesellschafter formlos zu bewirken.

§ 9

Der Schiedsspruch soll nach mündlicher Verhandlung erlassen werden. Von einer mündlichen Verhandlung kann das Schiedsgericht absehen, wenn der Streitstoff von den Gesellschaftern schriftlich erschöpfend dargelegt ist.

§ 10

Jedes Mitglied des Schiedsgerichts erhält für seine Tätigkeit eine Vergütung, wie sie einem Rechtsanwalt für die Vertretung vor den staatlichen Gerichten gemäß der Bundesgebührenordnung für die Rechtsanwälte zustehen würde, und zwar der Vorsitzende in Höhe von 13/10 und den beiden anderen Schiedsrichtern in Höhe von 10/10, unabhängig von der Dauer und der Art der Beendigung des Verfahrens. Die Gesellschafter haften den Schiedsrichtern für die Vergütung gesamtschuldnerisch.

Über die Kosten des Verfahrens entscheidet das Schiedsgericht in entsprechender Anwendung der §§ 91 ff. BGB. Gegenseitig erstatten sich die Gesellschafter keinerlei Kosten.

§ 11

Der Vorsitzende hat die Akten nach Erledigung des Schiedsverfahrens zwei Jahre lang aufzubewahren. Dritten darf er nur mit Einwilligung der Gesellschafter Einsicht gewähren.

§ 12

Ansonsten finden auf das Schiedsgerichtsverfahren die Vorschriften der §§ 1025 ff. ZPO Anwendung.

§ 13

Änderungen und Ergänzungen dieses Vertrages bedürfen der Schriftform. Mündliche Nebenabreden sind nicht getroffen.

Sollten einzelne Bestimmungen dieses Vertrages unwirksam sein, bleiben die übrigen Bestimmungen dieses Vertrages wirksam. Unwirksame Bestimmungen sind unter Wahrung des Grundsatzes der Vertragstreue neu zu regeln.

................................., den ....

....	....	....
Dr. med.	Dr. med.	Dr. med. ....
(Gesellschafter 1)	(Gesellschafter 2)	(Gesellschafter 3)

Muster III
Gesellschafterbeschluss zur Geschäftsführerbestellung

[Für 2 Gesellschafter – Bei drei Gesellschaftern ist die Schiedsgerichtsvereinbarung dementsprechend anzupassen]

Gesellschafterbeschluss

Dr. med. ....

-Gesellschafter 1-

und

Dr. med. ....

-Gesellschafter 2-

vereinbaren aufgrund der Gesellschafterversammlung vom .... folgenden

Gesellschafterbeschluss

Die Gesellschafter vereinbaren, dass die Geschäftsführung bis auf Weiteres durch Gesellschafter 1 wahrgenommen wird. Dabei gilt, dass die Geschäftsführung die sonstigen Geschäfte i.S.d. § 6 Abs. 2 Partnerschaftsgesellschaftsgesetz betrifft, die Kernbereiche seiner Gesellschafterrechte bleiben Gesellschafter 2 erhalten.

.... , den ....

....

Dr. med. ....   Dr. med. ....

(Gesellschafter 1)   (Gesellschafter 2)

C Erläuterungen

Erläuterung zur Präambel E 1

Die **Gemeinschaftspraxis** ist eine Berufsausübungsgemeinschaft zwischen Ärzten. Diesem Muster-Vertrag wird eine bereits bestehende Gemeinschaftspraxis zu Grunde gelegt, in die ein weiterer Gesellschafter eintritt. Alternativ ist der Mustervertrag für die Neugründung einer Gemeinschaftspraxis mit einem Juniorpartner auf Seite 31 zu finden.

Die so genannten Ärztehäuser, in denen sich eine größere Zahl von Ärzten zusammenschließt, sind meistens keine Gemeinschaftspraxen oder Praxisgemeinschaften, sondern im Regelfall getrennte und organisatorisch unabhängige Praxen unter einem Dach. Auf eine solche Konstellation sind diese Vertragsregelungen im Wesentlichen nicht anwendbar. Handelt es sich um ein Medizinisches Versorgungszentrum (MVZ) mit angestellten Ärzten oder um einen Verbund juristisch und betriebswirtschaftlich unabhängiger Praxen, kommt dafür eine Betriebsgesellschaft (eventuell in Form einer GmbH) als Kostengemeinschaft in Betracht. Eine ausführliche Darstellung aller möglichen Kooperationen findet sich im Einführungskapitel A. II, Gesellschaftsrechtliche Kooperationsmöglichkeiten.

Einstiegsalternativen E 2

Es werden hier zwei verschiedene Einstiegsalternativen dargestellt: Der Eintritt und Zusammenschluss eines „Juniorarztes" in eine bestehende Einzelpraxis und der Zusammenschluss zweier bereits bestehender Einzelpraxen.

C Erläuterungen

E 3   Rechtsform, Zweck, Sitz

Zweck des Vertrages ist die Gründung einer Gemeinschaftspraxis. Ist der Zweck unmöglich, etwa weil ein Gesellschafter nicht die vertragsärztliche Zulassung erhält, tritt Beendigung ein.

E 4   Gesetzliche Grundlage

In den Regelungen der §§ 705 ff. BGB sind die allgemeinen zivilrechtlichen Regelungen des bürgerlichen Vertragsrechts erfasst. Anders als das Vertragsmuster geht das Gesetz von der Fiktion einer gleichberechtigten Partnerschaft aus. Von der gesetzlichen Regelung abweichende Vorstellungen müssen vertraglich geregelt werden. Dabei darf der gesetzliche Grundgedanke der gemeinsamen Zweckverfolgung aber nicht vollends abgedungen werden, da es sich sonst um eine Scheingesellschaft handelt.

Als Haftungsmaßstab sollte entgegen der gesetzlichen Regelungen nicht ein subjektiver, sondern ein objektiver Haftungsmaßstab (die gebotene Sorgfalt des besonnenen und gewissenhaften Arztes des jeweiligen Fachgebietes; Fachstandard) vereinbart werden. Im Geschäftsverkehr muss sich der andere auf gängige Sorgfaltspflichten verlassen können.

E 5   Praxisschild

Nach der Berufsordnung ist für die Bezeichnung der Praxis der Zusatz „Gemeinschaftspraxis" nicht mehr vorgeschrieben, da diese nun auch unter dem Überbegriff Berufsausübungsgemeinschaft fallen. Indes dürfen sich Gemeinschaftspraxen aber noch als solche bezeichnen. Bei Berufsausübungsgemeinschaften (Gemeinschaftspraxis, Ärztepartnerschaft) sind unbeschadet des Namens einer Partnerschaftsgesellschaft, die Namen und Arztbezeichnungen aller in der Gemeinschaftspraxis zusammengeflossenen Ärzte anzuzeigen. Der Zusammenschluss ist ferner entsprechend der Rechtsform mit dem Zusatz „Gemeinschaftspraxis" oder „Partnerschaft" anzukündigen. Hat eine ärztliche Gemeinschaftspraxis

C Erläuterungen

oder Partnerschaft mehrere Praxissitze, so ist für jeden Partner zusätzlich der Praxissitz anzugeben.

Im Übrigen dürfen nach neuester Rechtsprechung die in der Praxis vorgehaltenen Tätigkeitsschwerpunkte auf dem Schild angekündigt werden, solange es sich nicht um irreführende Angaben handelt. Eine irreführende Angabe liegt zum Beispiel dann vor, wenn es zu Verwechselungen mit Zusatzbezeichnungen gemäß der Weiterbildungsverordnung kommt (zum Beispiel könnte der Zusatz „alternative Heilmethoden" den Irrtum erwecken, der Praxisinhaber verfüge über die Zusatzbezeichnung „Naturheilverfahren").

Gemeinsame Berufsausübung E 6

Auch wenn der Grundsatz der Kollegialität bereits in der ärztlichen Berufsordnung verankert ist und auch der gesetzlichen Fiktion entspricht, ist die Regelung nicht rein deklaratorisch. Sie kann als Auffangtatbestand Schadensersatzverpflichtungen auslösen.

Bei Streitfällen sollte ein Gesellschafterbeschluss herbeigeführt werden, vergleiche §§ 22, 23.

Behandlungsverträge, freie Arztwahl E 7

Nach dem Berufsrecht muss bei allen Formen der kooperativen Berufsausübung die freie Arztwahl gewährleistet sein. Dass die Behandlungsverträge grundsätzlich mit der Gemeinschaftspraxis abgeschlossen werden, steht dem nicht entgegen. Vielmehr kann der Patient sogar die Behandlung durch einen Arzt ablehnen, der nicht seiner Wahl entspricht.

Im Übrigen stellt die Regelung klar, dass sämtliche vereinnahmten Honorare über die Konten der Gemeinschaftspraxis fließen. Dieses gilt auch für Honorare, die aufgrund einer speziellen Qualifikation vereinnahmt werden. Ggf. kann dieser Vorteil zu Gunsten der qualifizierten Gesellschafter bei der Gewinnverteilung berücksichtigt werden.

Nicht zulässig sind Regelungen, nach denen sich der Junior keinen eigenen Patientenstamm aufbaut, sondern seine Patienten vom

C Erläuterungen

Senior oder den weiteren Gesellschaftern zugewiesen bekommt. Dann liegt Weisungsabhängigkeit bezogen auf den organisatorischen Ablauf in der Praxis und eine so gravierende Einschränkung der unternehmerischen Tätigkeit vor, sodass ein Gesellschafterstatus fraglich ist.

E 8 Sprechstundenzeiten, Notfalldienst

Grundsätzlich sind alle Ärzte verpflichtet, die Sprechstunden nach den örtlichen und fachlichen Gegebenheiten der Praxis festzusetzen. Am Vertragsarztsitz muss der Arzt persönlich aber mindestens 20 Stunden wöchentlich bzw. bei einer Teilzulassung mindestens 10 Stunden wöchentlich in Form von Sprechstunden zur Verfügung stehen. Hinsichtlich der Sprechstundenzeiten ist außerdem zu beachten, dass in Fällen der Ausübung der vertragsärztlichen Tätigkeit an weiteren oder an mehreren Tätigkeitsorten außerhalb des Vertragsarztsitzes die Tätigkeit am Vertragsarztsitz alle anderen Tätigkeiten außerhalb des Vertragarztsitzes zeitlich insgesamt überwiegen muss.

Die Regelung zur Einhaltung der Präsenzpflicht beugt außerdem Organisationsverschulden bei zu langen Wartezeiten und Nichterreichbarkeit bei Notfällen vor.

Die Sprechstunden sind grundsätzlich mit festen Uhrzeiten auf dem Praxisschild anzugeben.

E 9 Bereitschaftsdienst

Die Ableistung des Bereitschaftsdienstes ist ebenfalls berufs- und vertragsärztliche Pflicht. Diese soll nicht von der Gesellschaft, sondern von den einzelnen Gesellschaftern wahrgenommen werden.

E 10 Arbeitseinteilung, Nebentätigkeit

Grundsätzlich ist es empfehlenswert, alle Nebentätigkeiten der Zustimmung der anderen Gesellschafter zu unterwerfen. Dies gilt insbesondere für die Übernahme und Ausübung von berufs- und standespolitischen Tätigkeiten, da sich hieraus erfahrungsgemäß beachtliche arbeitsmäßige Belastungen ergeben.

Ärztliche Vertretung E 11

Für den Fall des krankheitsbedingten Ausfalls eines Gesellschafters sollten entsprechende Regelungen (auch hinsichtlich der Gewinnverteilung) im Vertrag aufgenommen sein.

Für die gegenseitige Vertretung innerhalb der Gemeinschaftspraxis ist weder eine Genehmigung noch eine Meldung an die KV erforderlich.

Die Rechtsprechung hat die Gemeinschaftspraxis als gemeinsame Ausübung ärztlicher Tätigkeit durch mehrere Ärzte des gleichen oder fremden Fachgebiets in gemeinsamen Räumen mit gemeinsamer Praxiseinrichtung, gemeinsamer Karteiführung und gemeinsamer Abrechnung sowie mit gemeinsamem Personal auf gemeinsamer Rechnung und gemeinsamen Patientenstamm definiert (BSG vom 14.07.1965 – 6 R Ka 1/63; BGH vom 25.03.1986 – VI ZR 90/85). Diese Definition ist auf eine gebietsidentische Gemeinschaftspraxis zugeschnitten. Die Rechtsprechung hat aber auch die Bildung von fachübergreifenden Gemeinschaftspraxen, also Zusammenschlüssen von Ärzten verschiedener Fachgebiete als rechtlich zulässig erachtet (BSG vom 22.04.1983 – 6 R Ka 7/81). Bei dieser Form der Gemeinschaftspraxis ist zu beachten, dass die Gesellschafter sich nur innerhalb ihrer jeweiligen Fachgebietsgrenzen vertreten dürfen. Nach dem EBM 2000 plus sind nunmehr auch fachübergreifende Gemeinschaftspraxen zuzulassen.

Zeitliche Limitierung E 12

Im Hinblick auf die Fiktion der gleichen Arbeitsleistungen sollten die Vertretungstage pro Krankheitsfall und pro Jahr limitiert werden.

E 13 Krankentagegeldversicherung

Die Gesellschafter sollten vereinbaren, dass eine ausreichende Krankentagegeldversicherung abgeschlossen wird. Soweit diese Versicherung in der Regel nicht ab dem 1. Krankheitstag eintritt, ist ferner zu vereinbaren, ob der erkrankte Gesellschafter weiterhin am Gewinn und Verlust der Praxis beteiligt sein soll. Auch sollte geregelt werden, ob und wann der erkrankte Gesellschafter die Kosten für einen eventuell einzustellenden Vertreter übernehmen muss. Ebenso ist daran zu denken, dass die Einnahmen des Vertreters dem gemeinsamen Umsatz zufließen. Dabei wäre ein Ausschluss von der Gewinn- und Verlustbeteiligung bei Einsetzung eines Vertreters keine gerechte Lösung.

E 14 Schwangerschaft

Gegebenenfalls ist auch an eine Regelung für eine Schwangerschaft einer Mitgesellschafterin zu denken. Hier sind Abweichungen vom Mutterschutzgesetz erforderlich, da dieses nur für Arbeitnehmerinnen gilt. Die vertragliche Formulierung ist insoweit beispielhaft.

E 15 Geschäftsführung, Vertretung

Nach den gesetzlichen Bestimmungen steht die Geschäftsführung allen Gesellschaftern gemeinschaftlich zu, sie kann jedoch vertraglich abgedungen werden. Regelmäßig geschieht dies in Gesellschafterbeschlüssen, die schriftlich dokumentiert werden sollten.

Die Regelung der Geschäftsführungsbefugnisse der Gesellschafter ist ein neuralgischer Punkt bei der Prüfung, ob überhaupt ein Gesellschaftsverhältnis besteht. Ausgangspunkt ist zunächst die Regelung in § 720 BGB. Nach dieser Vorschrift kann die Geschäftsführung im Gesellschaftsvertrag einem oder mehreren Gesellschaftern übertragen werden. Folge dieser Beschränkung der Geschäftsführungsbefugnis auf einen Teil der Gesellschafter ist, dass die übrigen von der Geschäftsführung ausgeschlossen sind. Sie dürfen nicht selbst in Angelegenheiten der Gesellschaft tätig werden. Auch haben sie kein Widerspruchsrecht gegen Maßnahmen eines

C Erläuterungen

Geschäftsführers. Diese gesetzlich zulässige Übertragung der Geschäftsführung steht gesellschaftsrechtlich der Annahme einer Gesellschaft nicht im Wege.

Aus Praktikabilitätsgründen empfiehlt es sich, die Geschäftsführung auf einen Gesellschafter zu übertragen. Zur Erledigung laufender Geschäfte sollte ohnehin jeder einzelne Gesellschafter ein Alleinvertretungsrecht bis zu einem bestimmten Betrag innehaben. Bei der Zahlung eines Geschäftsführerhonorars ist allerdings Vorsicht geboten: Ab dem 01.01.2004 sind Honorare für die Geschäftsführer- oder Vertretungstätigkeit für alle Gesellschaften (oder Gruppenpraxen) umsatzsteuerpflichtig (Schreiben des Bundesfinanzministeriums vom 17.06.2003 – VI B 7-S 7100-121/03). Als Konsequenz dieser Regelung sollten auch Altverträge überarbeitet werden. Die für die Geschäftsführung zu entrichtenden Honorare könnten zum Beispiel als Vorabgewinn für ärztliche Tätigkeit entnommen werden.

Nach § 6 Abs. 2 des Partnerschaftsgesellschaftsgesetzes (PartGG) ist der Ausschluss eines Gesellschafters von der Geschäftsführung nur für die sogenannten sonstigen Geschäfte, nicht aber für die so genannten Kerngeschäfte möglich. Damit soll die selbständige, höchstpersönliche und eigenverantwortliche Berufsausübung des Freiberuflers gewährleistet werden. Zu diesen Kerngeschäften gehören alle Tätigkeiten, zu deren Wahrnehmung es der spezifischen freiberuflichen Qualifikation bedarf. Nachdem der Gesetzgeber diese Regelung für Freiberufler eingeführt hat, ist eine Anpassung der vertraglichen Vorgaben hieran zweckmäßig. Da das PartGG hier aber nicht zwingend Anwendung findet, ist eine weitere Einschränkung dahingehend zulässig, dass die Alleingeschäftsführung auch von den Kernbereichen durch ein Widerspruchsrecht des von der Geschäftsführung ausgeschlossenen Gesellschafters zulässig ist.

Wenn ein Gesellschafter ausdrücklich von der Geschäftsführung in allen Bereichen ausgeschlossen ist und dem Weisungsrecht eines anderen Gesellschafters unterliegt, ist ein wesentliches Indiz für ein tatsächliches Anstellungsverhältnis gegeben. Nach der Rechtsprechung ist vor allen Dingen die Frage entscheidend, welche Behandlungsfälle übernommen werden sollen (BSG vom 14.03.2001 – B 6 Ka 54/00 R). In der Weisungsabhängigkeit drückt sich die typische persönliche Abhängigkeit eines Arbeitnehmers aus (BSG 83, S. 246).

C Erläuterungen

Wenn der völlige Ausschluss eines Gesellschafters von der Geschäftsführung geregelt wurde, sollte in einem Gesellschafterbeschluss klargestellt werden, dass dieses nur die sonstigen Geschäfte i. S. d. § 6 Abs. 2 PartGG betrifft.

Die Vertretungsbefugnis betrifft das Recht eines jeden Gesellschafters, rechtsverbindliche Erklärungen im Namen der Gesellschaft im Außenverhältnis abzugeben. Im Zweifel kann ein Gesellschafter allein die Gesellschaft vertreten. Für die Abgrenzung eines selbständigen Gesellschafters und eines Scheinselbständigen ist dieses nur von geringer Bedeutung. Nur wenn aus der vertraglichen Regelung zum Ausdruck kommt, dass im Außenverhältnis zu Dritten der Einzelne allein in Vollmacht für die Gesellschaft auftreten darf, muss dieses noch kein Anstellungsverhältnis für den anderen Gesellschafter bedeuten. Da nach der Rechtsprechung auch bei einer so genannten fehlerhaften Gesellschaft die Vertretungsbefugnis bejaht wird, ist dieses Kriterium allein für die Feststellung eines Angestelltenverhältnisses nicht geeignet (BGH NJW 1999, S. 3040, Az.: IX ZR 338/97).

E 16 Regelung bei Dissens

Ist hinsichtlich der Geschäftsführung Einstimmigkeit nicht zu erreichen, kann vorsorglich im Vertrag geregelt werden, dass bei wichtigen Entscheidungen eine Person den Ausschlag geben soll, auf den sich die Gesellschafter einigen.

E 17 Haftung der Gesellschafter

Für Behandlungsfehler haften die Gesellschafter grundsätzlich als Gesamtschuldner, auch wenn dieser nur durch einen Gesellschafter verschuldet wurde. Jeder Gesellschafter der Gemeinschaftspraxis haftet also für vertragliche Schadensersatzansprüche auch persönlich, im Innenverhältnis ist der verantwortliche Arzt aber den anderen Gesellschaftern zum Ausgleich verpflichtet.

Sämtliche Gesellschafter haften auch für deliktische Schulden der Gemeinschaftspraxis, auch wenn sie selbst kein Schuldvorwurf trifft (OLG Koblenz, Urteil vom 17.2.1005, 5 U 349/04).

C Erläuterungen

Haftung für Altverbindlichkeiten E 18

Ärzte, die eine Berufsausübungsgemeinschaft gründen oder in eine bestehende eintreten, sollten jegliche Haftung für ehemalige Einzelpraxen oder die bisherige Gemeinschaftspraxis vertraglich ausschließen. Wird diese Haftung nicht ausgeschlossen, haftet nach neuester Rechtsprechung ein neu in die Gesellschaft eintretender Gesellschafter auch für bei seinem Eintritt bereits bestehende Verpflichtungen der Gesellschaft neben den bisherigen Gesellschaftern persönlich mit seinem Privatvermögen (FG Rheinland-Pfalz 6 K 2871/98; LSG Nordrhein Westfalen vom 25.01.1992 – L 11 S (KA) 21/92; Oberlandesgericht Hamm vom 22.11.2001 – BB 2002, 370, Az.: 28 U 16/01; Bundesgerichtshof vom 29.01.2001 – NJW 2001, 1056, Az.: II ZR 331/00; Bundesgerichtshof vom 07.04.2003 – II ZR 56/02 – auch nachzulesen bei www.MedizinRecht.de).

Anders liegt der Fall nur dann, wenn zwei Gesellschafter sich erstmals zur gemeinsamen Berufsausübung in Form einer GbR zusammenschließen. Mangels Vorliegen einer Gesellschaft, müssen die Gesellschafter für Altverbindlichkeiten eines Gesellschafters aus seiner vorherigen Tätigkeit seiner Einzelpraxis nicht haften (BGH, Urteil vom 22.01.2004, IX ZR 65/01; MedR 2004, S. 384 = ArztR 2004, S. 408).

Diese Haftung für Altschulden gegenüber Dritten kann nicht durch eine Ausschlussklausel im Gesellschaftsvertrag umgangen werden. Eine solche Klausel würde allenfalls im Innenverhältnis gelten. Problematisch wird es, wenn der Altgesellschafter die Ausgleichspflichten nicht erfüllen kann. Probleme können durch stagnierende Umsätze bei steigenden Praxiskosten, schlechter Finanzplanung, bei Verlusten durch Spekulationen, Fehlinvestitionen in Steuersparmodelle oder Engpässen wegen Regreß- oder Budgetstreitigkeiten entstehen, jedoch auch beim unerwarteten Tod eines Gesellschafters oder dessen Berufsunfähigkeit. Relevant ist dies insbesondere bei folgenden Beispielen:

1. Kaufpreisansprüche für Neugeräte.
2. Sonderbetriebsausgaben eines Gesellschafters, die nach außen hin als Verbindlichkeiten der Gesellschaft erscheinen.
3. Rückständige Sozialversicherungsbeiträge für Arbeitnehmer. Dies ist brisant, wenn Tarifverträge nicht beachtet wurden oder

C Erläuterungen

in den weit verbreiteten Ehegatten-Arbeitsverhältnissen die Ehefrau als geringfügig Beschäftigte geführt wird, tatsächlich aber wie eine Vollzeitkraft arbeitet. In diesen Fällen pocht die Sozialversicherung auf die übliche Vergütung als Vollzeitkraft.

4. Steuerschulden der Gesellschaft, beispielsweise für nicht abgerechnete Umsatzsteuer im Zusammenhang mit Leistungen ohne therapeutische Zielrichtung wie Gutachtertätigkeiten und Arbeitsmedizin.
5. Haftung wegen eines überzogenen Praxiskontos.
6. Noch nicht geklärt ist, inwieweit Ärzte für frühere Behandlungsfehler ihrer Partner einstehen müssen. Das hat das Gericht (der BGH) in seiner Entscheidung (s. o.) offen gelassen.

Das Bundessozialgericht entschied bezüglich der Haftung von Regressforderungen der Kassenärztlichen Vereinigung, dass eine neu gegründete Gemeinschaftspraxis nicht zwingend einstandspflichtig ist, wenn diese gegen einen der Praxispartner während seiner früheren Tätigkeit in seiner alten Einzelpraxis festgesetzt hat. Sofern im Gesellschaftsvertrag der Berufsausübungsgemeinschaft ein Haftungsausschluss für Altverbindlichkeiten der jeweiligen Altpraxen vorhanden ist, besteht keine Rechtsgrundlage dafür, dass die neue Gemeinschaftspraxis für solche Verbindlichkeiten eines der Ärzte aus seiner früheren Tätigkeit haftet (BSG, Urteil vom 07.02.2007 B 6 KA 6/06 R). Somit sollte in jedem Berufsausübungsvertrag ein entsprechender Haftungsausschluss der Berufsausübungsgemeinschaft aufgenommen werden. Ferner müssen aber dennoch die neu eintretenden Gesellschafter die Praxis mit sämtlichen betriebwirtschaftlichen Daten unter die Lupe nehmen.

Nur bei absoluter Offenheit (Einsicht in alle Unterlagen) werden Altgesellschafter künftig neue Gesellschafter finden. Eintretende Gesellschafter müssen die Praxis mit sämtlichen betriebswirtschaftlichen Daten unter die Lupe nehmen.

Schutz des neuen Gesellschafters vor späterer Inanspruchnahme für nicht selbst verursachte Schulden könnte bei einer **gleichberechtigten Partnerschaft** durch eine ratenweise Zahlung des Kaufpreises erreicht werden. So könnten 30 Prozent des Kaufpreises erst nach zwei Jahren fällig sein, wenn mit höherer Wahrscheinlichkeit keine Ansprüche aus Altlasten mehr gestellt werden. Im Gegenzug könnte die Sicherung des Restkaufpreises zum Beispiel durch

C Erläuterungen

Bankbürgschaft oder treuhänderische Zahlung auf ein Notarkonto verlangt werden.

Der **kapitallose Junior** hat diese Möglichkeit nicht, deshalb müssen bei einer solchen Konstellation vor dem Eintritt die Gesellschafterschulden besonders geprüft werden. Gegebenenfalls ist der Eintritt in die Gesellschaft von einer Vereinbarung mit dem Gläubiger abhängig zu machen, wonach ein Haftungsausschluss des Juniors gilt.

Berufshaftpflichtversicherung E 19

Nach der Berufsordnung ist der Arzt verpflichtet, sich hinreichend gegen Haftpflichtansprüche im Rahmen seiner beruflichen Tätigkeit zu versichern. Schon aus eigenem Interesse sollte deshalb die Angemessenheit der Berufshaftpflichtversicherung regelmäßig überprüft werden. Um nicht zwischen die Fronten von zwei Haftpflichtversicherern zu geraten, sollten sämtliche Gesellschafter bei derselben Haftpflichtversicherung abschließen.

In diesem Zusammenhang wird oft die Vereinbarung einer Haftungsbeschränkung auf das Gesellschaftsvermögen überlegt. Allerdings ist zu beachten, dass eine generelle gesellschaftsvertragliche Beschränkung der Haftung auf das Gesellschaftsvermögen im Hinblick auf § 138 BGB unzulässig ist. Haftungsvereinbarungen können demnach nur durch Einzelabreden mit den Mandanten erreicht werden (OLG Düsseldorf, in NJW 1990, 2133 – Az.: 2 U 83/89). Dazu müsste die Gründung einer GbRmbH erfolgen. Selbst dann müsste die Gesellschaft jedoch bei jedem Rechtsgeschäft die Haftungsbeschränkung gesondert vereinbaren.

Grundsätzlich hat eine solche Haftungsbeschränkung den Sinn, dass die Gesellschafter für eingegangene Verbindlichkeiten grundsätzlich mit dem Gesellschaftsvermögen und dem Privatvermögen haften. Die Haftungsbeschränkung schränkt die Vertretungsbefugnis des geschäftsführenden Gesellschafters ein. Sie wirkt gegenüber Dritten nur, wenn für diese die Beschränkung der Vertretungsmacht erkennbar war.

C Erläuterungen

E 20 Verträge der Gesellschaft

Die Regelung stellt sicher, dass sämtliche Behandlungsverträge von der Gesellschaft abgeschlossen werden, sodass auch die Honorare von der Gesellschaft über deren Konten eingezogen werden.

Beim Abschluss des Praxismietvertrages sollte auf eine Regelung geachtet werden, wonach Untermietverhältnisse ohne Zustimmung des Vermieters begründet werden dürfen. Ebenso sollen neu in die Gesellschaft eintretende Gesellschafter auch in die Rechte und Pflichten des Mietvertrages eintreten können. Eine Weigerung des Vermieters ist nur aus wichtigem Grund möglich.

E 21 Eintritt in bestehende Verträge

Für den Eintritt des neuen Gesellschafters in den Mietvertrag ist die schriftliche Zustimmung des Vermieters einzuholen. Soll der eintretende Gesellschafter in bestimmte Verträge nicht einsteigen, so ist dieses gesondert (mit einer Liste der betreffenden Verträge) zu regeln.

Wird die Gemeinschaftspraxis neu gegründet und nicht eine bestehende Praxis fortgeführt, entfällt die Regelung.

E 22 Einlagen, Beteiligung

Grundsätzlich kann der Junior auch dann eine Gesellschafterstellung erlangen, wenn er nicht an den Vermögenswerten der Gesellschaft beteiligt ist. (Eine ausführliche Darstellung dieser Problematik enthält die Einleitung A V, Nullkapitalbeteiligung).

Die Einrichtung von Festkapitalkonten ist zur Herstellung von Transparenz und Nachvollziehbarkeit der Überschussverteilung geboten. Festkapitalkonten verdeutlichen das Verhältnis der Gesellschafter zueinander und geben bei Auseinandersetzungen oder in Ausscheidensfällen Klarheit über etwaige Ansprüche. Die Differenzierung in steuerliche und gesellschaftsrechtliche Kapitalkonten ist deshalb erforderlich, da steuerrechtlich das Kapitalkonto eine Augenblicksbetrachtung darstellt, während es gesellschaftsrechtlich den tatsächlichen Stand der Gewinn-(Überschuss)-anteile und Entnahmen darstellt. Letzteres ist im Regelfall maßgebend.

Anschaffung von Kraftfahrzeugen E 23

Es ist empfehlenswert, die Kraftfahrzeuge im Vermögen der einzelnen Gesellschafter zu belassen, damit jedem Gesellschafter die Wahl seines PKW erhalten bleibt. Aufgrund der betrieblichen Nutzung wird der PKW zum Sonderbetriebsvermögen der einzelnen Gesellschafter, sodass dafür Ergänzungsbilanzen aufzustellen sind. Dort werden die Betriebskosten des PKW als Sonderbetriebsausgaben jedem einzelnen Gesellschafter zugerechnet, das Gleiche gilt für steuerliche Absetzungen für Abnutzung (AfA). Andernfalls können die Kraftfahrzeuge auch im Gesamthandsvermögen der Gesellschaft belassen werden, sodass eine Zulassung auf die Gemeinschaftspraxis zu erfolgen hat.

Durch die Behandlung des PKW als Sonderbetriebsvermögen führt dies umsatzsteuerlich unter Umständen zum Verlust des Vorsteuerabzugs.

Personal E 24

Die Arbeitgeberstellung in der Gesellschaft durch sämtliche Gesellschafter gegenüber den Angestellten der Praxis ist eine notwendige Regelung bei der Prüfung des Vorliegens einer echten Gemeinschaftspraxis. Die arbeitsrechtlichen Beziehungen zum gemeinsamen Personal einschließlich gemeinsamer Assistenten sollten grundsätzlich einvernehmlich gestaltet werden.

Der Arbeitgeberstatus eines jeden Gesellschafters darf nicht beschränkt werden. Die Entscheidungen für die Einstellung und Entlassung von Mitarbeitern können aber auf einen Gesellschafter übertragen werden. Es ist aber erforderlich, die Herbeiführung der zunächst einvernehmlichen Entscheidung unter den Gesellschaftern zu regeln. Wenn dies ausgeschlossen ist, könnte ein Indiz für eine Scheinselbstständigkeit des Juniors vorliegen.

Sofern die kooperierenden Ärzte gemeinsam weisungsberechtigt sind, sind sie auch gemeinsam Arbeitgeber.

Zu beachten ist ebenso, dass Arbeitnehmer grundsätzlich die Möglichkeit haben, dem Beitritt eines neuen Arbeitgebers nicht zuzustimmen, so dass sich dann das Arbeitsverhältnis mit dem alten Arbeitgeber fortsetzt.

E 25 Geschäftsjahr, Buchführung, Rechnungsabschluss, Konten

Die Gesellschaft ist verpflichtet, Aufzeichnungen über Einnahmen und Ausgaben sowie Forderungen und Verbindlichkeiten zu machen, die Belege geordnet aufzubewahren und Rechnungsabschlüsse zu erstellen. Zur Buchführung und Bilanzierung nach Handelsrecht oder Steuerrecht ist sie dagegen nicht gezwungen.

E 26 Rechnungsabschluss

Der Rechnungsabschluss ist die Grundlage für die von den Gesellschaftern zu erstellende steuerliche Überschussrechnung gemäß § 4 Abs. 3 EStG.

Lediglich auf der Grundlage des Rechnungsabschlusses können die Gesellschafter die steuerliche Überschussrechnung erstellen. Die Aufstellung und Feststellung des Rechnungsabschlusses kann wie auch die Buchführung mit für alle Gesellschafter verbindlicher Wirkung einem sachverständigen Dritten (im Regelfall dem Steuerberater) übertragen werden. Das ordnungsgemäße Führen und Aufbewahren von gesonderten Aufzeichnungen über die ärztliche Tätigkeit ist nach der Berufsordnung erforderlich.

E 27 Betriebsausgaben

Die Definition der Betriebsausgaben ist notwendig, um die Höhe der monatlichen Entnahmen (nach Abzug der Kosten) festzulegen. Es muss darüber Klarheit gestehen, ob Ausgaben wie z. B. die Berufshaftpflicht als Betriebsausgaben von der Gesellschaft getragen werden oder letztlich den Gewinnanteil verringern. Die laufenden Kosten der Gesellschaft sowie kleinere Ersatzbeschaffungen

C Erläuterungen

sollten aus den laufenden Einnahmen bestritten werden. Größere Anschaffungen bedürfen darüber hinaus der gesonderten Zustimmung der Gesellschafter und eines Finanzierungsplans. Zu den laufenden Ausgaben der Gesellschaft könnten gehören:

1. Renovierungskosten,
2. Gehälter und Sozialausgaben für das Personal,
3. Mietkosten für die Praxisräume,
4. Kosten der Wartezimmerliteratur,
5. Anschaffung von Praxisgegenständen, soweit sie nicht zum Sonderbetriebsvermögen eines Gesellschafters gehören,
6. Kosten der Wartung und Reparatur von gemeinschaftlich genutzten Praxisgegenständen, Betriebsmitteln, Instrumentarien,
7. Kosten für Gas, Strom, Telefon, Versicherungen, Internet, EDV, Software, soweit sie die Gesellschaft betreffen,
8. Kosten für Büromaterial und Praxisbedarf,
9. Aufwendungen für Rechts- und Steuerberatung der Gesellschaft,
10. KV- und Verwaltungskosten,
11. Beiträge zur Ärztekammer.

Spiegelbildlich zur Erfassung der Betriebsausgaben der Gesellschaft sollte zur Klarstellung erfasst werden, welche Ausgaben die Gesellschafter jeweils selbst als Sonderbetriebsausgaben zu tragen haben (und damit den Gewinn schmälern). Nicht zu den Betriebsausgaben der Gesellschaft könnten z. B. gehören:

1. Beiträge für die Mitgliedschaft in Berufsorganisationen,
2. Beiträge zum Versorgungswerk,
3. Kosten von berufsbezogenen Tagungen und Fortbildungsveranstaltungen,
4. Kosten für Fachliteratur,
5. Kfz-Kosten,
6. Kosten des häuslichen Arbeitszimmers,
7. Zinsaufwendungen für im Sonderbetriebsvermögen befindliche Kredite (auch zum Kauf von Praxisanteilen),

C Erläuterungen

8. Anschaffungskosten für Gegenstände des Sonderbetriebsvermögens,
9. Kosten der Berufshaftpflichtversicherung.

E 28 Nebeneinkünfte

Der Gemeinschaftspraxisgedanke und gesetzliche Zweck einer GbR legt nahe, dass alle berufsbedingten Einnahmen der Gesellschaft der Gemeinschaftspraxis zustehen. Das sollte auch für sämtliche Honorare aus ärztlicher Gutachtertätigkeit und wissenschaftlichen Vortrags- oder Schriftstellertätigkeiten gelten (insbesondere dann, wenn diese Arbeiten unter Zuhilfenahme der Praxisorganisation entstehen).

E 29

Zum Stichtag der Gründung der Gesellschaft sind noch nicht sämtliche Forderungen der früheren Einzelpraxis eingezogen. Diese sollten zur Vermeidung von Vermengungen der Honoraransprüche auf dem bisherigen Konto weiterlaufen. Die Gesellschaft wiederum sollte zur klaren Abtrennung neue Konten einrichten.

Im Fall des Einstiegs mit Kapitalbeteiligung ist es aus steuerlichen Gründen sinnvoll, die bisherigen Buchwerte der vorherigen Einzelpraxis fortzuführen.

E 30

Die Praxiseinnahmen sind ggf. nach umsatzsteuerbefreiten und umsatzsteuerpflichtigen Einnahmen zu differenzieren. Grundsätzlich sind die ärztlichen Leistungen nach § 4 Nr. 14 UStG umsatzsteuerbefreit. Dieses beschränkt sich aber nur auf Leistungen, die der Diagnose, der Behandlung und, soweit möglich, der Heilung von Krankheiten oder Gesundheitsstörungen dienen. Wenn Leistungen **nicht** diesen therapeutischen Zweck verfolgen, sind sie von der Umsatzsteuerbefreiung ausgeschlossen (BVerfG vom 29.10.1999 – 2 BvR 1264/90; EuGH vom 14.09.2000 – C-384/98).

C Erläuterungen

Wegen der sich abzeichnenden Tendenz der Gewerblichkeit der umsatzsteuerpflichtigen Leistungen sollten diese Einkünfte auf ein gesondertes Konto vereinnahmt werden, um einer Vermengung der freiberuflichen und gewerblichen Leistungen und damit einer „Infektion" des gesamten Praxisumsatzes mit der Gewerbesteuer vorzubeugen.

Beteiligung am Ergebnis, Entnahmen E 31

Die Beteiligung des Juniors an Gewinn- und Verlust der Gesellschaft (in festen Prozentzahlen) wird oft als eine Nagelprobe für die Anerkennung eines echten Gesellschaftsverhältnisses angesehen. Dies überrascht, da nach der Rechtsprechung des Bundesgerichtshofs sowie des Bundesarbeitsgerichts die Verteilung des Gewinns in erster Linie der Bestimmung durch die Gesellschafter unterliegt . Der Gewinnanteil kann auch für die einzelnen Gesellschafter unterschiedlich vorgesehen werden und deshalb in einem garantierten festen Betrag bestehen. Die Beteiligung am Verlust darf auch vollständig ausgeschlossen werden (BGH NJW 1987, 3124, 3125, Az.: I ZR 138/84; BAG NJW 1993, 2458, 2460, AZ.: 2 AZB 32/92; Münchner Kommentar – Ulmer, 3. Auflage, § 722, Rdnr. 2). Zulässig ist die Zusage eines garantierten Mindestgewinns. Im Einzelfall soll nicht nur die Verlust- sondern auch die Gewinnbeteiligung einzelner Gesellschafter ganz ausgeschlossen werden können (Münchner Kommentar – Ulmer, § 722 Rdnr. 4).

Gleichwohl hält die vertragsärztliche Literatur die Beteiligung eines Gesellschafters am Gewinn für unverzichtbar und verneint sogar ein echtes Gesellschaftsverhältnis, wenn lediglich eine Beteiligung am Umsatz vorgesehen ist (zum Beispiel Schallen, Zahnärzte Wirtschaftsdienst 9/99). Insofern muss bei der Gestaltung eines Gemeinschaftspraxisvertrages diese auch vom Bundesfinanzhof (BFH) vertretene Auffassung beachtet werden. Es gibt eine Vielzahl differenzierter Gestaltungsmöglichkeiten – hier ist auch die Kunst der Formulierung gefragt.

Soll eine prozentuale Beteiligung am Gewinn vereinbart werden, die nach der Vorstellung der Senioren nicht zu hoch ausfällt, nach der Vorstellung des Juniors aber auch einen Mindestbetrag nicht zu unterschreiten hat, lässt sich dieses Problem z. B. in folgender

C Erläuterungen

Weise lösen: Die ersten 150.000,00 EUR des Gewinns und Verlustes der Gesellschaft werden zu gleichen Teilen zwischen den Gesellschaftern geteilt, der überschießende Gewinn richtet sich nach den Beteiligungsverhältnissen am Gesellschaftsvermögen (er steht bei einer Null-Beteiligung also den Senioren zu).

Darüber hinaus kann der Junior an der Umsatzsteigerung der Praxis beteiligt werden, um der geforderten Unternehmerinitiative gerecht zu werden. Je nach Prognose der Umsatzentwicklung könnte die Umsatzbeteiligung auch großzügig ausfallen. So könnte der Vertrag mit einer Regelung ergänzt werden, wonach der Junior an Umsatzsteigerungen gegenüber dem Umsatz des Jahres vor dem Eintritt des Juniors teilnimmt.

Spiegelbildlich sollte dann geregelt werden, wie der Junior in gleicher Weise (im Verhältnis seiner Gewinnbeteiligung) am Verlust der Gesellschaft beteiligt ist, um dem Unternehmerrisiko Rechnung zu tragen. Die Beteiligung am Verlust ist im Übrigen bereits im Gesetz geregelt, hier § 722 Abs. 2 BGB. Sie kann zum Beispiel bei ungleichmäßiger Beteiligung der Gesellschafter entsprechend beschränkt werden.

Bei der Gewinn- und Verlustbeteiligung können unterschiedliche Regelungen sachlich gerechtfertigt sein. Beispielsweise könnte vereinbart werden, dass Gewinn und Verlust nach Kapitalanteilen verteilt werden (je höher der Kapitaleinsatz, desto höher der Gewinnanspruch). Häufig wird unter Zugrundelegung des gleichen Arbeitseinsatzes aller Gesellschafter eine Verteilung nach Köpfen, Zeiteinsatz, behandelten Patienten und erwirtschaftetem Umsatz vereinbart, wobei Abweichungen auch im Hinblick auf besondere Fähigkeiten üblich sind. Zulässig ist auch die Regelung einer festen Tätigkeitsvergütung, nebst eines umsatzabhängigen Honorars.

Ebenso ist denkbar, dass dem Juniorpartner ein garantierter Mindestgewinn zusteht. Da der Gewinn- und Verlustanteil des einzelnen Gesellschafters sogar gänzlich ausgeschlossen werden kann (unter Einhaltung der Sittenwidrigkeitsgrenze), kann ein Fixum nicht als Indiz für ein verdecktes Angestelltenverhältnis gelten.

Unternehmerisches Risiko

Teilweise wird die Auffassung vertreten, dass das Bestehen eines Unternehmerrisikos ein konstituierendes Merkmal der Gesellschafterstellung ist (OLG Koblenz vom 20.12.2000 – 2 WF 747/00). Dies ist nicht nachvollziehbar, weil der (zeitlich befristete) vertragliche Ausschluss am Verlust den Begünstigten Gesellschafter allein davor schützt, dass ein künftiger Gewinn durch den Verlust belastet wird. Dies führt aber nicht dazu, dass der Gesellschafter eine „Vergütung" erhält, wenn die Gesellschaft mit einem Minus im Jahr abschließt. Auch der hier begünstigte Gesellschafter spürt das Unternehmerrisiko, auch wenn dieses durch seine Mitgesellschafter getragen wird. Vielmehr geht es darum, in einer Gesamtschau (und nicht nur fokussiert auf das wirtschaftliche Risiko) die Tätigkeit als arbeitsrechtlich Beschäftigten oder selbständige Tätigkeit zuzuordnen. Wird der Gesellschafter nur von den Risiken befreit, jedoch nicht von den Chancen ausgeschlossen, spricht dies nicht gegen eine Gesellschafterstellung. Andererseits handelt es sich um einen Angestellten, wenn ihm unwirksame Risiken aufgezwungen werden, ohne ihm die typischen Chancen eines Selbständigen einzuräumen. Außerdem ist auch zu berücksichtigen, dass ein solcher Gesellschafter nicht davon verschont bleibt, dass im Fall einer Liquidierung der Gesellschaft auch die Privatvermögen der Gesellschafter herangezogen werden (anders als beim Arbeitnehmer). Dabei muss auch darauf geachtet werden, ob Stimmen-, Mitwirkungs- und Kontrollrechte des Gesellschafters geregelt sind, mit denen er Einfluss auf das Unternehmen und dessen Geschick ausübt.

Urlaub, Fortbildung E 32

Die Urlaubsregelung sollte grundsätzlich mit den Gewinnverteilungsregelungen sowie den Regelungen zur gleichmäßigen Arbeitsbelastung der Gesellschafter harmonieren. Insofern ist auf eine gerechte Verteilung zu drängen.

Urlaub im Folgejahr E 33

Aus praxisorganisatorischen Gründen sollte ein im jeweiligen Jahr genommener Urlaub nicht oder nur begrenzt in das Folgejahr übertragen werden können.

C Erläuterungen

E 34   Krankheit, Berufsunfähigkeit

Fällt ein Gesellschafter langfristig aus, kann dies eine stark frequentierte Gemeinschaftspraxis nicht tragen. Hier muss ebenso wie im Fall der Berufsunfähigkeit im Vertrag geregelt werden, wann ein Gesellschafter ausgeschlossen werden kann bzw. wie lange und zu welchen Bedingungen ein Rückkehrrecht besteht.

Bei lang andauernder Krankheit könnte sukzessive der Gewinnanteil des Erkrankten herabgesetzt werden, etwa im ersten Jahr um 10 %, im zweiten Jahr um 20 %, im dritten Jahr um 30 %.

Schließlich muss im Interesse der Gesellschaft geregelt werden, wann Berufsunfähigkeit vorliegt. Der Begriff wird in der Sozialversicherung als Erwerbsunfähigkeit bezeichnet und bedeutet, dass der betreffende Gesellschafter weniger als 50 % der Arbeitsleistung eines durchschnittlichen Arztes erbringen kann. Bei den ärztlichen Versorgungswerken wird der Begriff jedoch so definiert, dass eine Anerkennung nur erfolgt, wenn der Arzt praktisch gar nicht mehr tätig werden kann. So hat das Oberverwaltungsgericht (OVG) NRW am 07.02.2000 – 4 A 5556/98 entschieden, dass ein Arzt nicht berufsunfähig ist, wenn er noch eine Dozententätigkeit ausüben kann.

Eine kleinere Praxis kann jedoch weder einen nur noch dozierenden Kollegen noch einen solchen verkraften, der zu 50 % tätig ist. Es muss daher ein anderer Prozentsatz, zum Beispiel 80 %, festgelegt werden. Die Spanne (Lücke) muss jeder Gesellschafter selbst durch eine Berufshaftpflichtversicherung absichern, zumal die Rente des ärztlichen Versorgungswerkes unzureichend ist, wenn der Rentenfall nach kurzer Berufsunfähigkeit eintritt.

E 35   Feststellung der Berufsunfähigkeit

Notwendig ist neben der Regelung der Konsequenzen der Berufsunfähigkeit auch die Frage, wie diese festgestellt wird. Zunächst sollte ein fachärztliches Gutachten genügen, ggf. kann ein Obergutachten eingeholt werden. Letzteres sollte übereinstimmend als Schiedsgutachten erklärt werden, damit ist es nicht mehr anfechtbar. Andersfalls könnte sich ein Prozess anschließen.

Wird über die Frage der Berufsunfähigkeit (lange) gestritten, muss geregelt werden, was in der Zwischenzeit zu geschehen hat. In Gesellschafterversammlungen sollte der betreffende Gesellschafter nicht mehr mitbestimmen. Die Bezüge sollte der betreffende Gesellschafter, ggf. reduziert, weiterhin erhalten, damit er nicht zu einem sozialen Pflegefall wird. Diese Übergangszeit sollte mit der rechtskräftigen Feststellung der Erwerbsunfähigkeit enden.

Vertragsdauer, Kündigung E 36

Hinsichtlich der Dauer der Gesellschaft ist zu beachten, dass eine zu lange Bindungsdauer aus Gründen einer unzulässigen Knebelung nichtig sein kann. So wurde durch die Rechtsprechung eine Bindungsdauer von 2 bis 3 Jahren als zulässig erachtet, bei 5 oder mehr Jahren droht aber die Nichtigkeit der Klausel (Heberer, Das ärztliche Berufs- und Standesrecht, S. 303).

Grundsätzlich bewirkt jede rechtmäßige Kündigung die Beendigung der Gesellschaft. Auch eine auf unbestimmte Zeit eingegangene Gesellschaft kann jederzeit gekündigt werden. Ob die Kündigung zu Recht erklärt wurde, entscheidet auf Feststellungsklage das Gericht.

Die gesetzliche Ausgangssituation regelt, dass der kündigende Gesellschafter aus der Gesellschaft ausscheidet. Wird dieser Punkt nicht abweichend geregelt, kann dies für die Senioren zur Folge haben, dass sie die Praxis verlassen müssen, wenn sie eine Kündigung aussprechen. Insofern erscheint es sinnvoll, für die Senioren eine „Platzhirschregelung" zu treffen. Ein unbeschränktes Hinauskündigungsrecht des Seniors ist aber unzulässig.

Für den Fall der Kündigung eines Gesellschafters sollte geregelt werden, dass die Gesellschaft durch den verbleibenden Gesellschafter fortgesetzt wird. Nur dadurch kann gewährleistet werden, dass die Praxisstruktur erhalten bleibt bzw. der verbleibende Gesellschafter die hohen Praxiskosten tragen kann.

E 37 Hinauskündigung

Zahlreiche Gemeinschaftspraxisverträge sehen vor, dass bei einer Kündigung der Gemeinschaftspraxis immer der Junior die Praxis verlassen muss, auch wenn der Senior die Kündigung erklärt hat. Diese Ausschließung oder Herauskündigung eines Gesellschafters wurde lange Zeit als unbedenklich angesehen. In neueren Urteilen ist der Bundesgerichtshof (BGH) dem jedoch mehrfach entgegen getreten. Er fordert für die Wirksamkeit einer solchen Vereinbarung, dass wegen der damit verbundenen Einschränkungen der wirtschaftlichen und persönlichen Freiheit des vom Ausschließungsrecht bedrohten Mitgesellschafters sachlich gerechtfertigte Gründe bestehen müssen. (Münchner Kommentar – Ulmer, § 737 Rdnr. 15). Hiervon macht der BGH in einem neueren Urteil nunmehr eine Ausnahme und hält eine solche Regelung nicht schlechthin für sittenwidrig, wenn ein Juniorpartner in eine langjährigen Gemeinschafspraxis eintritt und das Ausschließungsrecht allein dazu dient, den Altgesellschaftern binnen einer angemessene Frist die Prüfung zu ermöglichen, ob das notwendige Vertrauen zwischen den Ärzten und dem Juniorpartner hergestellt werden kann (BGH Urteil vom 08.03.2004, II ZR 165/02). Ein angemessener Zeitraum für eine Kennlernphase sind zwei bis drei Jahre.

Welcher Art ansonsten die sachlich gerechtfertigten Gründe sein müssen, damit dieses Ausschließungsrecht Bestand hat, ist nicht abschließend festgelegt (BGHZ 105, 213, 217 = NJW 1989, 834, Az.: II ZR 329/87). In Betracht kommen hier Gründe aus der Entstehungsgeschichte der Gesellschaft, der Art des Anteilserwerbs des von der Ausschließung bedrohten Gesellschafters und den besonderen Verdiensten des ausschließungsberechtigten Gesellschafters um die Gesellschaft (Münchner Kommentar – Ulmer, § 737 Rdnr. 17). Die Möglichkeit der Herauskündigung wird grundsätzlich für die Dauer einer Erprobungsphase von ca. 2 Jahren als zulässig angesehen (BGH, Urteil vom 07.05.2007, II ZR 281/05). Ist ein Gesellschafter wie im Fall dieses Vertrages am Vermögen der Gesellschaft überhaupt nicht oder nur in geringem Maß beteiligt, so besteht darin ein sachlicher Grund, eine Herauskündigung als zulässig anzusehen (vgl. Schallen – Zahnärzte Wirtschaftsdienst 9/99).

C Erläuterungen

Auch kann die Hinauskündigung aus einer aus zwei Personen bestehenden Gemeinschaftspraxis ausnahmsweise dann gerechtfertigt sein, wenn sich bei der Liquidation der Gesellschaft letztlich faktisch nichts anders ergibt (OLG Hamm, Urteil vom 17.03.2004 – 8 U 29/03), GesR 5/2005, S. 211 ff). Das Gericht sah im damaligen Fall die vertragliche Klausel, dass der neu hinzugekommenen Gesellschafter ohne wichtigen Grund hinausgekündigt werden kann, als wirksam an. Ein Verstoß gegen § 138 BGB lagt nicht vor, da wegen außergewöhnlicher Umstände die Hinauskündigung sachlich gerechtfertigt war. Die außergewöhnlichen Umstände lagen darin, dass der kündigende Gesellschafter auch im Falle der Liquidation der Gesellschaft, alleinig die Praxis am Standort hätte weiterführen können, da er alleiniger Mieter der Praxisräume und alleiniger Eigentümer des Praxisinventars war. Zudem behielt der Gekündigte seine Kassenzulassung und konnte anderweitig tätig werden.

Die Möglichkeit einer Herauskündigung stellt nicht die Gesellschafterstellung des vom Ausschließungsrecht bedrohten Gesellschafters in Frage, kann aber gleichwohl ein Indiz dafür sein, welches gegen die Annahme einer Gleichberechtigung in der Praxisführung spricht.

Weiter ist die Regelung einer Anschlusskündigung zu überlegen. Kündigt der Senior einer Zweier-Gemeinschaftspraxis seinen Ausstieg ein Jahr zuvor an, ist es ratsam, zuvor im Vertrag das Recht zur sofortigen Anschlusskündigung mit einer eventuell kürzeren Ausstiegszeit des Juniors für eine gewisse Zeit auszuschließen. Nur so kann der Junior dazu gezwungen werden, gemeinsam an der dann notwendigen Praxisverwertung mitzuwirken.

Grundsätzlich kann bei allen Verträgen das Kündigungsrecht nicht mittels einer Vereinbarung ausgeschlossen oder beschränkt werden, diese Regelung wäre nichtig (§ 723 Abs. 3 BGB). Als Beschränkung können zum Beispiel in Betracht kommen: die Belastung mit Austritts- oder Abfindungsgeld, Vertragsstrafen, ungenügende Abfindung in Folge des Ausscheidens (BGH NJW 1973, 651, Az.: II ZR 31/70). Das Gesellschaftsverhältnis kann nicht durch Mehrheitsbeschluss unbegrenzt verlängert werden, dies stellt einen unzulässigen Ausschluss des Kündigungsrechts dar (BGH NJW 1973, 1602, Az.: II ZR 131/68).

C Erläuterungen

Die freie Kündbarkeit eines Gesellschafters ist dem Gesellschaftsrecht fremd, wenn damit ein Gesellschafter gegen seinen Willen aus der Gesellschaft ausgeschlossen werden soll. Die Rechtsprechung hat die nicht an bestimmte Voraussetzungen gebundene Ausschlussmöglichkeit als unzulässig beurteilt (vgl. Palandt, Bürgerliches Gesetzbuch, § 723 Rdnr. 3 m. w. N.) Das Gesetz gestattet die Ausschließung nur bei wichtigen und in der Person des ausgeschlossenen liegenden Gründen, wenn diese die Fortsetzung der Gesellschaft für die übrigen Gesellschafter unzumutbar machen. Dies sah das OLG Hamm dann als gegeben an, wenn der Gemeinschaftspraxispartner eine zuvor ergangene gerichtliche Anordnung mit dem Ziel der zukünftigen Einhaltung wesentlicher Vertragspflichten missachtete. Sofern ein Gesellschafter eine derart eindeutige gerichtliche Verfügung nicht einhält, kann es dem Mitgesellschafter nicht mehr zugemutet werden, mit diesem weiterhin eine Gesellschaft zu bilden (OLG Hamm, Urteil vom 23.11.2004, 27 U 211/03). Auch reichen anhaltende Streitereien unter den Gesellschaftern nicht ohne weiters als Grund aus. Ein Ausschluss ist nur dann gerechtfertigt, wenn der Betreffende das Zerwürfnis überwiegend verursacht hat; nicht wenn die anderen Gesellschafter erheblich zum Unfrieden beigetragen haben (BGH, Urteil vom 31.03.2003, II ZR 8/01).

Eine Ausschließung ohne bestimmte Voraussetzung greift nach der Rechtsprechung in zu schwerwiegender Weise in die Gesellschafterstellung ein und beschränkt den einzelnen Gesellschafter zu weitgehend.

Zwar hat die Rechtsprechung Ausschlussregelungen für möglich erachtet, auch wenn nicht nur ein wichtiger Grund den Ausschluss rechtfertigt (vgl. Palandt, wie zuvor.). Dabei sind aber auch die Grundprinzipien des Gesellschaftsrechts zu beachten. So ergibt insbesondere die gemeinsame Zweckverfolgung eine auf ein gedeihliches Zusammenwirken ausgerichtetes Tun, und damit eine besondere Treuepflicht der Gesellschafter untereinander. Aus diesem Grund kann der Vertrag nicht so gestaltet sein, dass die Zusammenarbeit der Gesellschafter im Kern betroffen ist und ein Ausschluss zum Beispiel aus willkürlichen Gründen vollzogen werden kann.

Eine vertragliche Regelung zur Hinauskündigung eines Gesellschafters unter Verzicht auf das Vorliegen eines sachlichen Grundes ist regelmäßig nach der Rechtsprechung kein Indiz für das Vorliegen eines Arbeitsverhältnisses (BFGLE 11, S. 149). Zur Feststellung der Unwirksamkeit der Hinauskündigung bedarf es zuvor der positiven Feststellung des Bestehens des Gesellschaftsverhältnisses.

Ausscheidensregelungen, Abfindung E 38

§ 736 BGB ermöglicht die Vereinbarung einer Fortsetzungsklausel. Dabei wächst der Anteil des Ausscheidenden den verbleibenden Gesellschaftern an. Der Ausscheidende hat einen Abfindungsanspruch, er kann Befreiung von den Gesellschaftsschulden und Beteiligung von bis zu seinem Ausscheiden entstehenden Forderungen verlangen. Bei Überschuldung der Gesellschaft hat der Ausscheidende seine anteiligen Schulden der Gesellschaft auszugleichen. Die Erfüllung dieses gesetzlichen Regelfalls ist vom Junior wirtschaftlich meist nicht zu leisten, auch dieser Fall ist im Vertrag zu regeln.

Nach § 727 BGB wird die BGB-Gesellschaft durch den Tod eines Gesellschafters aufgelöst, sofern sich aus dem Gesellschaftsvertrag nichts anderes ergibt. Auch hier sollte deshalb die Fortsetzung durch den verbleibenden Gesellschafter geregelt werden. Im Gegenzug sollte wegen der in § 738 BGB geregelten Rechtsnachfolge der Auseinandersetzung über das Gesellschaftsvermögen eine möglichst detaillierte Regelung über den Abfindungsanspruch des ausscheidenden Gesellschafters bzw. seiner Erben getroffen werden. Die Erfüllung dieses gesetzlichen Regelfalls ist vom Junior wirtschaftlich meist nicht zu leisten, auch dieser Fall muss im Vertrag bedacht werden.

Verbleib der Zulassung

Wird das Ende der Gemeinschaftspraxis dem Zulassungsausschuss bei der Kassenärztlichen Vereinigung mitgeteilt, so endet die Gemeinschaftspraxis unverzüglich (auch im laufenden Quartal).

Letzteres kann eine Praxis in eine bedrohliche wirtschaftliche Lage bringen. So würde z. B. im Fall der fristlosen Kündigung einer 2er-Gesellschaft eine sofortige Auflösung der Gesellschaft auch eine

C Erläuterungen

sofortige Halbierung des vertragsärztlichen Abrechnungsvolumens zur Folge haben (soweit im Gesellschaftsvertrag kein anderes Aufteilungsverhältnis vereinbart wurde), die bei zunächst gleich bleibenden Praxiskosten die Praxis schnell in eine wirtschaftliche Schieflage bringen kann.

Insofern muss für den verbleibenden Gesellschafter die Möglichkeit einer Gegensteuerung in Form einer ordnungsgemäßen Organisation einer Vertretung bzw. der Einleitung des Nachbesetzungsverfahrens möglich sein.

Damit die Praxis in der bisherigen Struktur weiter bestehen kann, ist eine Regelung empfehlenswert, dass ein Gesellschafter bei Ausscheiden seine Zulassung in der Gemeinschaftspraxis belässt. Die Zulassung wird personen- und nicht standortbezogen erteilt. Die Rechtsprechung gewährt der Gemeinschaftspraxis jedoch ein eigenes Ausschreibungsrecht und die Wahl der Bestimmung des eintretenden Partners. Zur Wirksamkeit der Verpflichtung zur Nachbesetzung vergleiche OLG Stuttgart vom 21.02.2001 – Az: 20 U 57/2000 in MedR 2001, 519.

Im Fall des OLG Stuttgart verklagten die beiden verbliebenen Gesellschafter einer Gemeinschaftspraxis den ausgeschiedenen Kollegen auf Schadensersatz, weil er nicht zugunsten der Gemeinschaftspraxis auf seine Zulassung verzichtet habe und damit der Gemeinschaftspraxis der Sitz verloren ging. (21.02.2001 – 20 U 57/2000) Grundsätzlich erkannte das OLG das berechtigte Interesse am Erhalt der Praxisstruktur, zumal diese auch wirtschaftliche Grundlage der Praxisorganisation sei mit der Folge, dass eine zwangsweise Praxisverkleinerung erhebliche wirtschaftliche Nachteile mit sich bringt (vgl. auch OLG Hamm vom 10. Januar 2000 – 8 U 91/99 zur Rechtmäßigkeit einer Klausel, die Zulassung in der Gemeinschaftspraxis zu belassen).

Angesichts der schweren Beeinträchtigung der Berufsfreiheit des ausscheidenden Kollegen konnte in dem Fall das Interesse der Gemeinschaftspraxis aber nicht die bedingungslose Verpflichtung zum Zulassungsverzicht rechtfertigen. Wichtig war dem Gericht die Ausgewogenheit von Leistung und Gegenleistung.

Dabei zog das Gericht den Rechtsgedanken des § 74 Abs. 2 HGB analog heran, auch dies hatte der Bundesgerichtshof (BGH) in der Laborarztentscheidung in NJW 1997, 799, Az.: VI ZR 350/95 eben-

C Erläuterungen

falls getan. Die Heranziehung lag im vorliegenden Fall nahe, weil der ausscheidende Gesellschafter im ersten Jahr noch in einer Art Probezeit und insofern nur ein fixierter Gesellschafter war (faktisch Angestellter).

Somit ist die Verpflichtung zum Verzicht auf die Zulassung nur dann wirksam, wenn die Parteien die Zahlung einer angemessenen Entschädigung vereinbart haben.

Soll die Nachbesetzung des Praxissitzes im Gemeinschaftsvertrag vereinbart werden und ist das Gebiet gesperrt, so dass die Zulassung nur noch in dem gesetzlich geregelten Nachbesetzungsverfahren nach § 103 SGB V vonstatten gehen kann, dann entscheidet der Zulassungsausschuss unter mehreren geeigneten Bewerbern, wer den Sitz nebst Praxis zu übernehmen hat.

Größere Praxen, deren wirtschaftliches Überleben aber vom Erhalt der Sitze in der Praxis abhängt, sind auf die Kooperation des ausscheidenden Gesellschafters angewiesen. Sie sollten deshalb folgende Regeln in den Vertrag aufnehmen:

Die Gesellschafter verpflichten sich, die Ausschreibung des Vertragsarztsitzes eines ausscheidenden Gesellschafters nur einvernehmlich vorzunehmen. Jeder Gesellschafter erteilt der Gesellschaft die Vollmacht, im Fall des Ausscheidens in seinem Namen Erklärungen beim Zulassungsausschuss abzugeben oder zurückzunehmen.

Die Gesellschafter verpflichten sich, alles zu unternehmen bzw. zu unterlassen, was dem Verbleib des Vertragsarztsitzes in der Gesellschaft begünstigen bzw. schaden könnte. Der ausscheidende Gesellschafter ist verpflichtet, an der Sitzung des Zulassungsausschusses teilzunehmen.

Sicherlich ist es in der Regel auch sinnvoll, mit dem ausgewählten Praxisnachfolger schon vor der Sitzung einen Vertrag abzuschließen (unter der aufschiebenden Bedingung der Zulassung des Nachfolgers). Ein solcher Vertrag kann mit allen potentiellen Kandidaten abgeschlossen werden. In dem Vertrag sollte auch ein Rechtsmittelverzicht für die potentiellen Nachfolger vereinbart werden, die den Zuschlag des Zulassungsausschusses nicht erhalten. Weiterhin sollte der Vertrag den Nachfolger verpflichten, sich innerhalb der formalen Fristen (3 Monate) niederzulassen und die

C Erläuterungen

Tätigkeit zu beginnen. Letzteres hindert den Zulassungsausschuss daran, die Zulassung wieder zu entziehen.

Der ausscheidende Gesellschafter sollte zudem verpflichtet werden, vor einer Übertragung der Zulassung sich nicht andernorts vertragsärztlich niederzulassen. Solange die Zulassung in der alten Praxis fortbesteht, ist eine vertragsärztliche Tätigkeit ausgeschlossen. In dieser Zeit kann er in seiner alten Praxis vertreten werden. Eine solche Vertreterregelung könnte mit dem potentiellen Übernehmer vereinbart werden, so dass die Wahrscheinlichkeit, dass dieser von dem Zulassungsausschuss ausgewählt wird, weiter steigt. Zudem bleibt so das berechtigte Interesse der verbleibenden Gesellschafter enthalten, den neuen Gesellschafter mit auszuwählen.

Die Stellung der Erben

Den Erben eines Gesellschafteranteils erwächst durch die Erbschaft keine Gesellschafterstellung. Sie erben allenfalls einen Abfindungsanspruch in Höhe des Verkehrswertes des Gesellschafteranteils, können jedoch nicht auf die Geschicke der Gesellschaft Einfluss nehmen oder die Nachfolgeregelung bestimmen.

Nach der Rechtsprechung ist es vielmehr anerkannt, dass die verbleibenden Gesellschafter einer Gemeinschaftspraxis die Auswahl des neuen Gesellschafters vornehmen und somit das vertragsärztliche Nachbesetzungs- und Zulassungsverfahren mitbestimmen (s. o.; BSG vom 25.11.1998 – B 6 KA 70/97 R).

Sollte ein Gesellschafter seine Gesellschafterstellung vererben und den Eintritt eines Abkömmlings wünschen, so kann auch dieses vertraglich geregelt werden. Die Klausel kann jedoch nur unter den Bedingungen vereinbart werden, dass der Erbe über die entsprechende Facharztausbildung verfügt und eintrittswillig ist. Ebenso ist dann der Fall zu regeln, wie zu verfahren ist, wenn der verbleibende Gesellschafter die Gesellschaft unter diesen Bedingungen nicht fortführen will.

Berechnung der Abfindung

Ein ausscheidender Gesellschafter ist im gesetzlichen Regelfall bis zum Zeitpunkt seines Ausscheidens an den entstehenden Gewinnen und Verlusten der Gesellschaft beteiligt.

C Erläuterungen

Ist der Liquidationserlös/Abfindungsanspruch nicht geregelt, greifen die gesetzlichen Vorschriften. Danach werden die schwebenden Geschäfte beendet, das Sonderbetriebsvermögen zurückgegeben, das Gesellschaftsvermögen unterliegt der Liquidation, (Gesellschaftsschulden werden aus dem Vermögen berichtigt, Bareinlagen werden in Geld erstattet, der Überschuss wird verteilt und nicht liquides Gesellschaftsvermögen (zum Beispiel Inventar, das zur Berichtigung der Schulden nicht erforderlich ist) wird geteilt oder verkauft.

Die Null-Beteiligungsgesellschaft soll in diesem Fall verhindern, dass der Null-Beteiligte bei Ausscheiden eine Abfindung unter Berücksichtigung des Gesellschaftsvermögens erhält bzw. im Falle der Liquidation der Gesellschaft nicht uneingeschränkt partizipiert. Da der Null-Beteiligungsgesellschafter am laufenden Gewinn der Gesellschaft partizipiert, bedeutet eine solche Regelung nicht den gesamten Ausschluss der Abfindung bzw. des Liquidationsanspruchs. Vielmehr soll der (Junior)Gesellschafter im Ausscheidensfall als Abfindung nur den vereinbarten Anteil an dem Gewinn, den die Gesellschaft bis zum Ausscheidenstage erzielt hat, erhalten. Damit soll insbesondere sichergestellt werden, dass das wertmäßige Anlagevermögen bei der Berechnung der Abfindung unberücksichtigt bleibt. Die völlige Versagung von Abfindungsansprüchen des ausscheidenden Nullkapital-Gesellschafters ist rechtlich unzulässig. Wie die Beteiligung am Gewinn und Verlust ist die Beteiligung am Liquidationserlös im Falle der Beendigung der Gesellschaft bzw. der Abfindungsanspruch bei Ausscheiden keine zwingende Voraussetzung zur Anerkennung der Gesellschafterstellung.

Bereits die Einrichtung von Sonderbetriebsvermögen mit Nutzungsrechten für die Gesellschaft führt dazu, dass diese Güter bei einer eventuellen Abfindung berücksichtigt werden.

Ein großer Vermögenswert besteht aber in der Regel auch aus dem immateriellen Wert (Goodwill). Dies ist die Chance, auf der Grundlage des an die Praxis gebundenen Patientenstammes auch zukünftig Umsätze und Gewinne erzielen zu können. Kriterien bei der Berücksichtigung des immateriellen Wertes sind Einzugsbereich, Konkurrenzsituation, Praxisstruktur wie auch Qualifikation des Arztes und Spezialisierungsgrad. Die Beteiligung am Goodwill ist nur für den Fall des Ausscheidens von Bedeutung. Da der Goodwill

C Erläuterungen

ein personenbezogenes Wertpotential darstellt, ist es nach der Rechtsprechung zulässig, dass nur die Sachwerte in Geld bewertet und abgefunden werden und der immaterielle Wertausgleich dadurch erfolgt, dass die eigenen Patienten weiterbehandelt werden dürfen (BGH DStR 1994, S. 401).

Insoweit ist es unerheblich, ob ein Gesellschafter zu einem oder zu 99 % am immateriellen Gesellschaftsvermögen beteiligt ist, weil eine Aufteilung des Goodwill in Natura erfolgt. Insofern bestimmen allein die Patienten, wie hoch der Goodwill ist. Relevant sind Regelungen zur Beteiligung am Goodwill dann, wenn im Falle des Ausscheidens eines Gesellschafters eine Abfindung in Geld erfolgen soll (zum Beispiel weil das Ausscheiden mit einem Wettbewerbsverbot verbunden wurde). Ist die Abfindung des immateriellen Wertes ausgeschlossen und zudem ein Wettbewerbsverbot vereinbart, muss im Einzelfall geprüft werden, ob der Vertrag im Hinblick auf die Abfindung oder das Wettbewerbsverbot wirksam ist.

Nur ausnahmsweise nimmt die Rechtsprechung dabei vertragliche Korrekturen vor und beurteilt die Frage eines Missverhältnisses an weiteren Kriterien, wie Dauer der Gesellschaft, Anteil des Ausscheidenden am Aufbau und Erfolg der Praxis und Anlass des Ausscheidens (BGH NJW 1989, S. 2685 – Az: II ZR 83/88; BGH BB 1993, S. 2265 – Az: II ZR 104/92). Selbst im Falle eines groben Missverhältnisses ist die Abfindungsklausel nicht unzulässig (BGH BB 1993, S. 2265 – Az: II ZR 104/92). Denn wenn die Abfindungsklausel zunächst zulässig war, kann sie nicht später unwirksam werden. Vielmehr ist dann eine ergänzende Vertragsauslegung vorzunehmen und zu fragen, ob die Entwicklung der Gesellschaft bei Vertragsschluss berücksichtigt wurde.

Insofern ist der Ausschluss am immateriellen Wert grundsätzlich zulässig, wenn zum Beispiel nur ein einzelner Gesellschafter seinen Patientenstamm einbringt und die übrigen Gesellschafter lediglich ihre Arbeitskraft zur Verfügung stellen. Wenn sich die Verhältnisse auch später nicht verändern, die übrigen Gesellschafter keinen eigenen Patientenstamm aufbauen, entspricht die Regelung dem tatsächlichen Wert und dem Verhältnis der Beiträge der Gesellschafter. Wenn zum Beispiel ein Job-Sharing-Gesellschafter keinen Kaufpreis für seinen Gesellschaftsanteil zahlt, könnte der Ausschluss am immateriellen Wert zulässig sein, weil die Gesellschaft aufgrund von Leistungsmengenbegrenzungen im vertragsärztlichen Bereich keine Möglichkeit zur Steigerung der Leistungsmenge hat und deshalb der vom ursprünglichen Inhaber der Einzelpraxis eingebrachte Goodwill dauerhaft und unverändert den immateriellen Wertanteil der Gesellschaft darstellt.

Insgesamt kann aber nicht bestritten werden, dass auch in Person des Null-Beteiligungsgesellschafters ein personenbezogenes Wertpotential entsteht. Dadurch kann trotzdem nicht das berechtigte Interesse des Praxisgründers verneint werden, dass der von ihm ursprünglich geschaffene Goodwill (und den der hinzugetretene Gesellschafter auch genutzt hat) abgefunden wird. Möglich ist es aber, dass eine ergänzende Vertragsauslegung im Fall des Ausscheidens des Null-Beteiligungsgesellschafters diesem ein Abfindungsanspruch am anteiligen Wertzuwachs zuspricht.

Der gesetzliche Regelfall gleichberechtigter Gesellschafter sieht bei Beendigung der Gesellschaft bzw. bei Ausscheiden eines Gesellschafters die Verwertung zu gleichen Teilen vor.

Wird die Praxis von einem Gesellschafter fortgeführt, könnte die Abfindungsregelung für diesen „Idealfall" wie folgt lauten:

Der ausscheidende Gesellschafter, im Todesfall dessen Erben, erhalten als Abfindung einen Geldbetrag in Höhe des zum Zeitpunkt des Ausscheidens gültigen Vermögensanteils. Der Vermögensanteil ist, soweit sich die Gesellschafter nicht einigen, durch Gutachten eines Sachverständigen für die Bewertung von Arztpraxen [1] zu ermitteln. In diesem Fall tragen die Gesellschafter die Kosten für das Gutachten je hälftig.

Wird die Gesellschaft aufgelöst und betreiben die Gesellschafter auch künftig jeweils eine Praxis, könnte die Regelung lauten:

Setzt nach Beendigung der Gesellschaft der ausscheidende Gesellschafter seine Praxistätigkeit im selben Zulassungsbezirk fort, wird die Patientenkartei unter Berücksichtigung des mutmaßlichen Patientenwillens zu gleichen Hälften geteilt und es entfällt eine geldbetragsmäßige Entschädigung für den Goodwill. Entscheidet sich der Patient für die Fortführung der Behandlung durch den anderen Arzt, sind diesem die Behandlungsunterlagen auszuhändigen. Die Ermittlung des Substanzwertes erfolgt nach der gleichen Berech-

---

1 Siehe Expertenverzeichnis unter www.MedizinRecht.de

nungsmethode, die der Wertermittlung zu Beginn der Gesellschaft zu Grunde gelegt wurde. Die Auseinandersetzung erfolgt nach dem Grad der Beteiligung am Gesellschaftsvermögen.

Bei der Teilung der Gesellschaft (Tod des Seniors) ist möglichst eine Realteilung anzustreben, bei der das Praxisinventar geteilt wird. Auf diese Weise werden Gewinnversteuerungen und Liquidationsengpässe vermieden.

Grundsätzlich ist die Beteiligung am Liquidationserlös bei Beendigung der Gesellschaft bzw. der Abfindungsanspruch bei Ausscheiden eines Gesellschafters wie die Beteiligung am Gewinn und Verlust keine zwingende Voraussetzung zur Anerkennung einer Gesellschafterstellung. Im Falle einer „Nullbeteiligungsgesellschaft" ist im Vertrag zu regeln, dass der ausscheidende „Null-Gesellschafter" eine Abfindung unter Berücksichtigung des materiellen und immateriellen Gesellschaftsvermögens erhält beziehungsweise im Falle der Auflösung und Liquidation der Gesellschaft am Überschuss uneingeschränkt teilnimmt. Dieser Gesellschafter sollte in dem Fall als Abfindung nur den vereinbarten Gewinnanteil bis zum Ausscheidenstag erhalten. Erhält dieser Gesellschafter bei Ausscheiden das Recht, seine Patienten weiterzubehandeln, stellt dies nach ständiger Rechtsprechung eine angemessene Auseinandersetzung des Goodwill dar. Eine Regelung zur Abfindung des Goodwill etwa im Verhältnis von 99 % zu 1 % ist dann nicht mehr erforderlich, da eine Aufteilung in Sachwerten vorgenommen wird.

Wenn zwischen dem Wert des Goodwill zu Beginn der Gesellschaft und zum Ende der Gesellschaft ein grobes Missverhältnis besteht und der nicht am Goodwill beteiligte Gesellschafter den Goodwill mit geschaffen hat, muss der Vertrag gemäß der ergänzenden Vertragsauslegung korrigiert werden. Der nicht beteiligte Gesellschafter sollte zumindest den anteiligen Wertzuwachs erhalten.

Zur Vermeidung von Streitigkeiten ist der Weg zur Ermittlung des Ausscheidungsguthabens verbindlich im Vertrag zu regeln. Ebenso muss die Fälligkeit der Zahlung der Abfindung geregelt werden. Gegebenenfalls kann hier ein Ratenzahlungssystem vereinbart werden.

Im Falle des Todes eines Gesellschafters soll die Gesellschaft mit allen Aktiva und Passiva durch die verbleibenden Gesellschafter fortgeführt werden. Die Erben erhalten eine Abfindung entsprechend dem Gesellschaftsanteil des verstorbenen Gesellschafters, der in einer festzulegenden Frist ganz oder ratenweise und verzinst zu zahlen ist. Der Vertrag sollte die Situation der Familie des verstorbenen Gesellschafters berücksichtigen, die unvermittelt ohne Einkommen dastehen könnte und neben den veränderten Umständen in wirtschaftliche Bedrängnis gerät. Insofern sollte der Geldfluss entsprechend der vertraglichen Regelung zur Vorabentnahme vorläufig gesichert werden.

Wettbewerbsverbot E 39

Scheidet der Junior aus der gutgehenden Gemeinschaftspraxis aus, besteht regelmäßig ein Interesse daran, kurzfristig einen neuen Gesellschafter aufzunehmen. Damit der Fortbestand der Praxis unverändert gewährleistet ist, muss der ausscheidende Gesellschafter häufig ein vertraglich vereinbartes Wettbewerbsverbot beachten, der ausgeschiedene Junior kann sich demnach nicht im Einzugsbereich der Praxis anderweitig niederlassen. Insofern ist den Konkurrenzschutzregelungen ein besonderes Augenmerk zu widmen. Hierbei darf „der Bogen jedoch nicht überspannt werden", weil ein zu großer Bereich sittenwidrig sein kann und damit zur Nichtigkeit der Wettbewerbsklausel führt. Die sich verändernde zivil- und wettbewerbsrechtliche Auffassung der jeweiligen Oberlandesgerichte ist zu beachten.

Die Zulässigkeit eines Wettbewerbsverbotes ist heute durch die Rechtsprechung anerkannt. Inhaltlich darf die Vereinbarung aber nicht dazu führen, dass die Regelung einem Berufsverbot gleichkommt. Insofern ist die Wettbewerbsklausel zeitlich und räumlich einzuschränken. In städtischen Gebieten wird die Regelung allenfalls einige Kilometer betragen können, während sie in ländlichen Gebieten weiträumiger dimensioniert sein kann. Auch in zeitlicher Hinsicht wird das zulässige Maximum bei ca. zwei Jahren liegen. Haben die Gesellschafter eine längere Dauer vereinbart und ist dies der einzige Mangel der Vereinbarung, kann eine geltungserhaltende Reduktion auf zwei Jahre erfolgen.

Bei der Frage der räumlichen Ausdehnung ist einerseits das vertragsärztliche Bedarfsplanungsrecht und andererseits der Einzugs-

C Erläuterungen

bereich der Praxis (insbesondere bei Anästhesisten) zu berücksichtigen. Beim Hausarzt dürfte der Einzugsbereich geringer sein als beim hochspezialisierten Arzt, zum Beispiel beim Radiologen oder Nuklearmediziner. Ist der Planungsbereich, in dem die Praxis gelegen ist, gesperrt, so muss das Wettbewerbsverbot so ausgerichtet sein, dass sich der Arzt innerhalb des Planungsbereichs (mit größtmöglicher Entfernung zur Praxis) niederlassen kann.

Weiter ist zu beachten, dass die Wettbewerbsklausel sachlich gerechtfertigt sein muss. Ist beispielsweise ein nicht am Kapital beteiligter Gesellschafter nur kurze Zeit zur Gesellschaft zugehörig, so besteht ein relativ geringes Schutzinteresse. Ebenso ist eine unterschiedliche Schwerpunkttätigkeit innerhalb eines Fachgebietes zu beachten, die ebenfalls das Schutzinteresse einschränken kann.

Die Rechtsprechung schützt zwar den Besitzstand des zurückbleibenden Arztes, will aber nicht den Aufbau einer neuen Praxis durch den Junior-Partner behindern. Je einschneidender das Wettbewerbesverbot ist, desto mehr muss als Kompensation an eine Abfindung gedacht werden. Problematisch ist insofern der Fall, in dem der ausscheidende Gesellschafter keine Abfindung für den Patientenstamm erhält, gleichwohl aber ein Wettbewerbsverbot zu beachten hat. Gegebenenfalls führt dies zur Unwirksamkeit der Wettbewerbsklausel.

Wettbewerbsverbot höchstens 2 Jahre – Grundsatzentscheidung des BGH vom 29.09.2003 – II ZR 29/02

Ein über 2 Jahre hinausgehendes nachvertragliches Wettbewerbsverbot für einen aus einer Freiberuflersozietät ausgeschiedenen Gesellschafter verstößt in zeitlicher Hinsicht gegen § 138 BGB, weil sich nach einem Zeitraum von 2 Jahren die während der Zugehörigkeit zur Gesellschaft geknüpften Mandantenverbindungen typischerweise so gelöst haben, dass der ausgeschiedene Partner wie jeder andere Wettbewerber behandelt werden kann.

In dieser Grundsatzentscheidung stellte das höchste deutsche Zivilgericht klar, dass ein aus einer Freiberufler-Gesellschaft ausgeschiedener Gesellschafter spätestens nach 2 Jahren wieder für die früheren Kunden/ Mandanten/Patienten der früheren gemeinsamen Gesellschaft arbeiten kann. Ein länger dauerndes Wettbewerbsverbot ist nichtig.

C Erläuterungen

Nach der ständigen Rechtsprechung des Senats sind solche nachvertraglichen Wettbewerbsverbote nur dann nicht nichtig, wenn sie räumlich, zeitlich und gegenständlich das notwendige Maß nicht überschreiten (BGH vom 08.05.2000 – II ZR 108/98; vom 14.07.1997 – II ZR 238/96 und vom 29.01.1996 – II ZR 286/94). Wettbewerbsverbote seien nur gerechtfertigt, so weit und so lange sie erforderlich sind, um die Partner des aus einer Gesellschaft ausgeschiedenen vor einer illoyalen Verwertung der Erfolge gemeinsamen Arbeit oder vor einem Missbrauch der Ausübung der Berufsfreiheit zu schützen. Da sich die während der Zugehörigkeit zur Gesellschaft geknüpften Verbindungen typischerweise nach einem Zeitraum von 2 Jahren so gelöst hätten, dass der ausgeschiedene Partner wie jeder andere Wettbewerber behandelt werden könne, überschreite ein über 2 Jahre hinausgehendes Wettbewerbsverbot das in zeitlicher Hinsicht notwendige Maß.

Als Folge dieses Urteils empfiehlt es sich, auch bereits abgeschlossene Gesellschafterverträge darauf hin zu überprüfen, ob sie diesen Anforderungen standhalten. Im Falle eines Streites könnte es ansonsten passieren, dass das Wettbewerbsverbot im schlimmsten Fall nichtig ist, im weniger schlimmen Fall würde es geltungserhaltend reduziert werden.

Jedoch ist eine Regelung bedenklich, welche die Weiterbehandlung der bisherigen Patienten untersagt. Ein Arzt kann die ihn aufsuchenden Patienten nicht abweisen, da er nach vertragsärztlichen Regelungen zur Behandlung verpflichtet ist.

Gegen die Absicherung des Rückkehrverbotes durch Festlegung einer Vertragsstrafe bestehen keine berufsrechtlichen Bedenken.

Im Übrigen erhalten ausscheidender Ärzte aus einer Gemeinschaftspraxis keine Goodwill-Zahlung, sofern sie in dem Einzugsbereich ihrer bisherigen Praxis sich niederlassen. Das OLG Celle (Urteil 9 U 310/06) geht davon aus, dass ein ausscheidender Arzt in seiner neuen Praxis seine Patienten weiterbehandeln wird und deshalb ein Anspruch auf Zahlung des Goodwills nicht bestehen kann. Dies gilt auch für den Fall, dass der ausscheidende Arzt sich in der Nähe neu niederlasst, sondern auch, wenn er eine Praxis übernimmt.

C Erläuterungen

E 40 Aufnahme weiterer Gesellschafter

Die Erforderlichkeit zur Zustimmung zum Eintritt weiterer Gesellschafter ist von der allgemeinen Geschäftsführungsbefugnis zu unterscheiden. Dabei handelt es sich um ein Grundlagengeschäft, das die Zusammensetzung der Gesellschaft betrifft und führt deshalb zu einer Änderung des Gesellschaftsvertrages. Aus diesem Grunde ist die Zustimmungsbefugnis nicht abdingbar.

Die Aufnahme weiterer Gesellschafter kann entweder durch Übertragung eines Gesellschafteranteils oder durch Abschluss eines Aufnahmevertrages erfolgen. Beide Wege sind hinsichtlich der rechtlichen Voraussetzungen und wirtschaftlichen Auswirkungen voneinander zu trennen. Die Anteilsübertragung vollzieht sich zwischen dem ausscheidenden und dem eintretenden Gesellschafter. Sie stellt eine Rechtsnachfolge dar und bedarf stets der Zustimmung der übrigen Gesellschafter. Bei der Aufnahme eines neuen Gesellschafters wird die bisherige Gesamthand nur erweitert, auch dazu ist die Zustimmung aller Gesellschafter erforderlich. Im ursprünglichen Gesellschaftsvertrag kann die Aufnahme neuer Gesellschafter unterschiedlich geregelt werden. Das Formular legt sich hier nicht fest, sondern eröffnet lediglich die Option zur Weiterentwicklung der Praxis.

E 41 Gesellschafterbeschlüsse, Gesellschafterversammlung

Einzelne Fragen, über die zu Beginn der Gesellschaftsgründung noch keine Einigung erzielt werden kann, sollten einer Entscheidung in einer Gesellschafterversammlung vorbehalten werden (zum Beispiel Sprechstundenzeiten, Fortbildungsveranstaltungen, Urlaubsregelungen etc.). Die abgefassten Beschlüsse sollten schriftlich fixiert werden.

Grundsätzlicher Teil des wesentlichen Kerns des Gesellschafterstatus sind die Informations- und Kontrollrechte des einzelnen Gesellschafters, das Recht zur Teilnahme an den Gesellschafterversammlungen und das Recht, aus der Gesellschaft auszuscheiden. Diese Rechte sind selbst mit Zustimmung der betroffenen Gesellschafter nicht abdingbar und eröffnen zum Beispiel dem Juniorpartner die

Möglichkeit, sich umfassend über die Gesellschaft zu informieren, in alle Geschäftsunterlagen Einsicht zu nehmen und ggf. Auskunft durch die anderen Gesellschafter zu verlangen. Ein Ausschluss dieser Kernelemente ist ein Kriterium zur Annahme eines Angestellten, da dieser nicht Gefahr läuft, bei Nichtinformation über das Vorhandensein von Gesellschaftsschulden persönlich zu haften.

Es sollte auch eine Regelung zum Stimmrecht enthalten sein, insbesondere sollten Pattsituationen vermieden werden. Der Vertrag muss insofern regeln, ob das Einstimmigkeitsprinzip oder das Mehrheitsprinzip gelten soll. Wird keine Einigung erreicht, könnte beispielsweise eine weitere Gesellschafterversammlung einberufen werden. Wird auch hier keine Einigung erzielt, könnte ein Dritter in die nächste Versammlung als Vermittler einbezogen werden (z. B. der Rechts- oder Steuerberater). Wegen der Bedeutung des Beschlusses für die Gesellschaft ist es sinnvoll, hier eine Person einzubeziehen, die mit den Verhältnissen der Gesellschaft vertraut und am Fortbestand der Gesellschaft interessiert ist.

Bezüglich der Stimmengewichtung ist es bei 3 Gesellschaftern irrelevant, ob die Senioren 2 und der Junior eine Stimme erhalten, da auch bei gleicher Stimmstärke immer eine sichere Mehrheit zwischen 2 Gesellschaftern entsteht. Anders ist die Konstellation bei gerader Gesellschafterzahl. Dort kann eine unterschiedliche Stimmgewichtung Pattsituationen vermeiden.

Gesellschafterversammlung E 42

Bei der GbR gibt es keine Gesellschafterversammlung als eigenes Organ. Die Beschlussfassung ist somit nicht an die Abhaltung von Gesellschafterversammlungen gebunden, sondern vollzieht sich formlos durch die Abgabe übereinstimmender Willenserklärungen. Um jedoch Pattsituationen oder Zeiten des Stillstands zu überwinden, sollten Bestimmungen zur Durchführung von Gesellschafterversammlungen und Erreichung von Beschlüssen vereinbart werden.

Gesellschafterversammlungen, auf denen wichtige oder überraschende Beschlüsse gefasst werden sollen, müssen allen Gesellschaftern rechtzeitig vorher bekannt gegeben werden.

E 43 Vertragsbruch, Schadensersatz

Die Regelung verpflichtet die Gesellschafter besonders zur Vertragstreue und sanktioniert den Bruch von Vertragspflichten generalklauselartig. Die Regelung trägt dem Umstand Rechnung, dass sich viele Ärzte nur auf Grund des bestehenden wirtschaftlichen Druckes in eine Kooperation begeben und für Folgen einer schädigenden Handlungsweise des anderen Gesellschafters (zum Beispiel Schädigung des Rufes der Praxis und somit aller Behandler durch eine unärztliche Handlungsweise) schadlos gestellt werden.

E 44 Schlichtungsklausel, Schiedsgerichtsvereinbarung

Es empfiehlt sich, für Streitigkeiten aus dem Gesellschaftsvertrag eine Rechtswegvereinbarung zu treffen. Üblich ist dabei eine Schiedsklausel, wonach der Rechtsweg zu den ordentlichen Gerichten ausgeschlossen und die Durchführung eines Schiedsverfahrens vereinbart wird. Dabei ist zu beachten, dass die Schiedsvereinbarung nicht Bestandteil des Gesellschaftsvertrages sein darf, sondern in einem gesonderten Vertrag zu regeln ist.

Die Vereinbarung eines Schiedsgerichts hat den Vorteil, dass das Schiedsgericht sachlich kompetenter besetzt sein kann, der Verfahrensablauf sich zügiger gestaltet, eine hohe Vergleichsquote beinhaltet und regelmäßig nicht öffentlich ist. Nachteil des Schiedsgerichts sind die hohen Kosten und die Tatsache, dass es nach einer Instanz bereits eine endgültige Entscheidung gibt.

E 45 Schriftform, Vertragsgültigkeit

Die Schriftformklausel hat i. d. R. nur Klarstellungsfunktion. Die Nichteinhaltung der vereinbarten Schriftform führt regelmäßig nicht zur Nichtigkeit des Rechtsgeschäfts. Aber auch in den Fällen, in denen die Schriftform echte Wirksamkeitsvoraussetzung ist, können die Gesellschafter die Schriftform mündlich wieder aufheben. Die Beweislast für eine abändernde Vereinbarung liegt dann bei demjenigen, der sich auf die Änderung beruft.

C Erläuterungen

Erweiterungen der Schriftformklausel werden in neuerer Zeit dergestalt vereinbart, dass auch der Verzicht auf das Schriftformerfordernis selbst der Schriftform bedarf. Diese Regelung schließt dann die mündliche Aufhebung der Schriftform aus (BGH NJW 1976, 1395, Az.: VIII ZR 97/74).

Soll die Gesellschaft nicht die Vertragskosten übernehmen, könnte geregelt werden:

Jeder Gesellschafter hat die ihm in Zusammenhang mit dem Abschluss dieses Vertrages entstandenen Kosten selbst zu tragen.

Die Kosten werden als Betriebsausgaben steuerlich anerkannt.

Erläuterung zum Gesellschafterbeschluss E 46

Immer wieder kommt es vor, dass die eine oder andere Regelung des Gemeinschaftspraxisvertrages später oder sogar gleichzeitig mit Abschluss des Gemeinschaftsvertrages durch Gesellschafterbeschlüsse abgeändert wird. In der Regel sind es gerade die Regelungen, welche die Annahme einer echten Gemeinschaftspraxis begründen, die zu Gunsten des Seniors abgedungen worden. Dieses ist dann bedenklich, wenn beide Schriftstücke am selben Tag unterschrieben wurden, jedoch nur der Gesellschaftsvertrag zum Beispiel dem Finanzamt vorgelegt wird. In rechtlicher Hinsicht könnte der Vertrag als Scheingeschäft beurteilt werden und damit nichtig sein.

Gesellschafterbeschlüsse sind nur dann unbedenklich, wenn sie den Gemeinschaftspraxisvertrag inhaltlich ausfüllen und ergänzen, nicht aber dann, wenn sie wesentliche Inhalte des Gemeinschaftspraxisvertrages in ihr Gegenteil verkehren. In kritischen Punkten sollte der Gesellschaftsvertrag jedenfalls eine Öffnungsklausel enthalten, die auf die Möglichkeit einer abweichenden Regelung durch Gesellschafterbeschluss hinweist. So könnte ein Gesellschaftsvertrag beispielsweise die Regelung enthalten, dass die Geschäftsführung in einem zeitlich und inhaltlich begrenztem Umfang durch Gesellschafterbeschluss abwechselnd dem einen oder anderen Gesellschafter übertragen werden kann.

Literatur

Heberer, J.:
Das ärztliche Berufs- und Standesrecht, 2. Auflage 2001

Hohmann, Jörg:
Der Gemeinschaftspraxisvertrag für Ärzte Teil 1 – Gründung einer Gemeinschaftspraxis unter gleichberechtigten Partnern, 2003

Hohmann, Jörg:
Das Medizinische Versorgungszentrum – Die Verträge, 2005

Münchner Kommentar zum BGB:
Münchner Kommentar zum BGB, 3. Auflage, 1997

Autor

Rechtsanwalt **Jörg Hohmann** ist seit Jahren ausschließlich im Bereich des Medizinrechts in der Kanzlei Buchholz & Kollegen in Hamburg tätig.

Er besitzt Erfahrungen beim Kammergericht Berlin und der KV Thüringen und ist seit 1995 als Rechtsanwalt niedergelassen.

Bekannt ist er durch die Veröffentlichung von Fachbüchern und diversen Aufsätzen in der ärztlichen Standespresse sowie die Durchführung von Fortbildungsveranstaltungen für Ärzte und Krankenhäuser. Jörg Hohmann ist Berater mehrerer ärztlicher Berufsverbände. Schwerpunktmäßig widmet er sich ärztlichen Kooperationen, der integrierten Versorgung, Medizinischen Versorgungszentren, dem Arzthaftungsrecht, dem ärztlichem Berufsrecht und dem Arzneimittelrecht. Die Kanzlei Buchholz & Kollegen ist an der Metax GmbH beteiligt, einem bundesweit agierenden Netzwerk von Steuerberatern, die sich auf Mediziner spezialisiert haben.

Gemeinsam Hürden nehmen:
Kooperationen als Zukunftssicherung

Handbuch Kooperationen im Gesundheitswesen

Herausgegeben von Dr. Bernd Halbe und Horst-Dieter Schirmer.

Loseblattwerk in einem Ordner.
Ca. 1.300 Seiten. € 118,-*.
ISBN 978-3-87081-338-3

CD-ROM. € 118,-*.
ISBN 978-3-87081-378-9

Kombiausgabe Loseblattwerk und CD-ROM. € 162,-*.
ISBN 978-3-87081-379-6

zzgl. Aktualisierungen/Updates

Das Handbuch ist eine praxisorientierte und umfassende Arbeitshilfe für Sie, wenn Sie über die künftige Entwicklung eines Gesundheitsunternehmens entscheiden oder dieses beraten.

Sie erhalten fundierte Rundum-Kenntnisse über die Vorteile und Risiken einer bestimmten Kooperationsform für die beteiligten Partner. Die Beiträge erläutern die wesentlichen Parameter, die als Entscheidungsgrundlage für oder gegen eine bestimmte Kooperationsform notwendig und wichtig sind. Hier finden Sie die rechtlichen, betriebswirtschaftlichen und steuerlichen Aspekte im Zusammenhang dargestellt:

- Organisationsform und betriebswirtschaftliche Grundlagen
- Gestaltungsmöglichkeiten für die Beteiligten
- Rechtsformen
- Vertragsarzt- und Berufsrecht
- Steuerrecht

Bestellen und 4 Wochen kostenlos testen!

Economica, Verlagsgruppe Hüthig Jehle Rehm GmbH,
Im Weiher 10, 69121 Heidelberg,
Kundenbetreuung: Bestell-Tel. 089/54852-8178,
Bestell-Fax 089/54852-8137, E-Mail kundenbetreuung@hjr-verlag.de

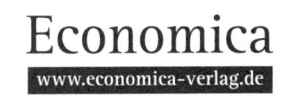

Economica
www.economica-verlag.de

Gesundheitswesen

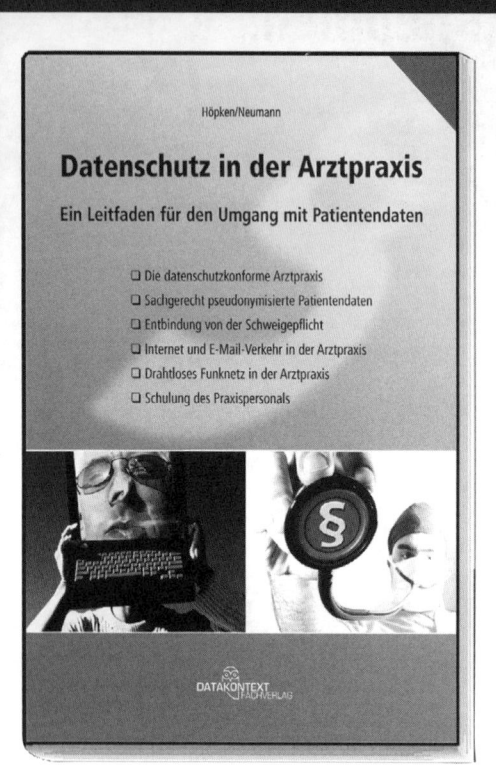

Neu

Höpken/Neumann
Datenschutz in der Artzpraxis
Ein Leitfaden für den Umgang mit Patientendaten

1. Auflage 2007
90 Seiten – broschiert – DIN A4
€ 29,80
ISBN 978-3-89577-435-8

Die grundlegenden Sachverhalte werden in allgemein verständlicher Sprache dargestellt, wobei neben der Darstellung der gesetzlichen Grundlagen ganz konkrete Tipps gegeben werden, die von der Praxiseinrichtung bis zum datenschutzkonformen Umgang mit dem Praxisrechner und insbesondere auch zum Einsatz des Internet im Praxisalltag reichen.

„Die Broschüre Datenschutz in der Arztpraxis gibt einen kompakten Einstieg in das Thema und richtet sich vor allem an Praxen, die aufgrund der neuen gesetzlichen Regelungen keinen betrieblichen Datenschutzbeauftragten zu bestellen haben."
Deutsches Ärzteblatt

DATAKONTEXT

Tel. 02234/96610-0 · Fax 02234/9 6610-9 · www.datakontext.com · bestellung@datakontext.com